オールセラミックスへの第一歩
プレステクニック実践ガイド
川端利明 著

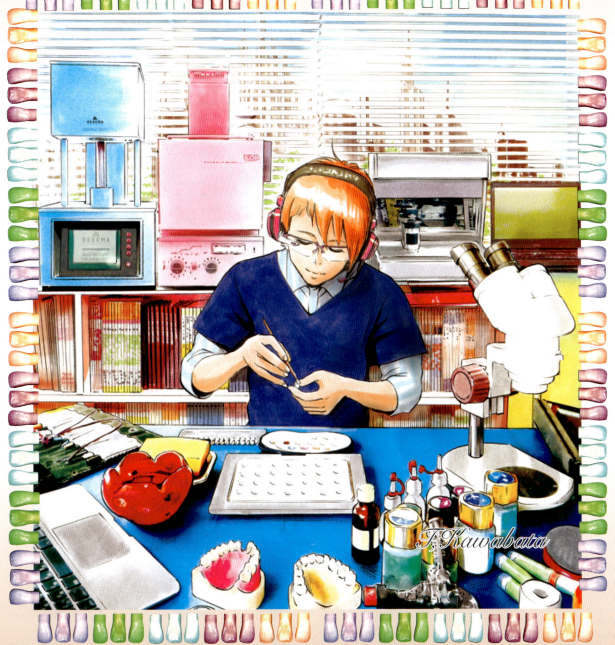

医歯薬出版株式会社

This book was originally published in Japanese
under the title of :

ORU SERAMIKKUSU–ENO DAIIPPO
PURESU TEKUNIKKU JISSEN GAIDO
(The first step for all ceramics-The practice guide of press technique)

KAWABATA, Toshiaki
    Radical Space

© 2015   1st ed.

ISHIYAKU PUBLISHERS, INC.
    7 - 10, Honkomagome 1 chome, Bunkyo - ku,
    Tokyo 113 - 8612, Japan

序

　現在，オールセラミックスの需要は拡大傾向にあります．その背景として，患者の審美的な要求が高くなったことに加えて，金，白金，パラジウムなどの金属価格の高騰が考えられます．

　オールセラミックスの中心となっているのは，ジルコニアです．ジルコニアはフレーム材として曲げ強度が高く，フルブリッジにも適応できるなどの利点をもつ反面，CAD/CAMなどの設備投資が大きかったり，天然歯と比較して光透過性に劣るなどの欠点もあります．現時点では，インレー，アンレーなどの内側性の修復物では，適合の問題も認められます．

　そこで，私が注目しているのがプレステクニックです．慣れ親しんだ技工操作であるロストワックス法を応用して，透過性の高いオールセラミックスを製作できます．複雑な形態も再現でき，しかもメタルに匹敵する適合を得ることができます．プレステクニックは，歯科技工士の力量を最も発揮できる技術の一つであると思います．

　たしかに，CAD/CAMシステムをはじめとする歯科技工のデジタル化は，歯科技工の未来に向けての進化の過程で望むべき方向性であると思います．しかし，ものづくりやデザインすることのおもしろさや喜びは薄れてきているように感じています．デジタルは精密で正確で便利ではあるけれど，「ものづくりのおもしろさ」を奪ってしまわないか，若い歯科技工士の離職率を高めることにはならないかと危惧するのは私だけでしょうか．

　できることなら若い歯科技工士の方々にプレステクニックに取り組んでいただきたい，興味をもっていただきたいと思い，本書を出版するに至りました．経験や実験から会得した各作業工程におけるヒントやアドバイス，陥りやすい失敗への対応・対策を，豊富な絵や写真を用いながらまとめています．読者には興味のあるところから読めるような工夫もこらしています．

　適合，形態，機能，審美と，プレステクニックには技工本来の難しさとおもしろさの要素がすべて詰まっていると思います．プレステクニックをマスターすることで，ジルコニアワークやメタルワーク，デジタル技工にも技術の多くが応用可能になると思います．プレステクニックをマスターして歯科技工という仕事の醍醐味を味わっていただくために，本書がお役に立てば幸いです．

2015年2月

川端　利明

オールセラミックスの歴史

いまから約240年も前に人工歯としてのセラミックスが登場

1774　パリの薬剤師Duchateauが，歯科医師のDubois de Chemantの協力を得て，陶製の義歯の製作に成功する（セラミックス製の人工歯のはじまり）．
　　　個々の患者さん用に1歯ずつつくっていたんだよ！

1825　米国のStocktonにより市販される．

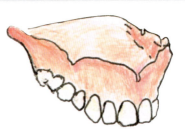

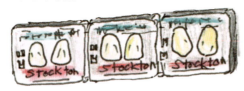

1844　Stocktonの甥SS, Whiteが陶歯製造会社を設立し，工業的に大量生産されるようになる．
　　　約170年も前から陶歯は発売されていたんですよ！

金属（箔）焼付ポーセレンの登場

1903　Charles Landが白金箔と高溶長石ポーセレンを用いた技法を紹介したのがセラミッククラウンの最初である．審美性はよかったが，強度不足，破折などの失敗が多く生じた．その後35年にわたって金属焼付ポーセレンとして利用されたが，熱収縮が大きく適合がよくなかった．
　　　100年以上も前から，セラミッククラウンはつくられていたんだね！

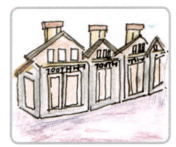

金属（鋳造）焼付ポーセレンの進化

1962　Weinsteinが熱膨張をコントロールした長石ポーセレンと，それに化学的，熱的に適合する専用合金を開発し，VITA社から発売される．

1963　その後，広範囲な合金に適用する汎用性のあるポーセレンがCeramco社より発売される．
　　　セラミッククラウンの誕生から約60年，金属焼付ポーセレンが進化してメタルセラミックスの本格的な時代が始まったんだね！

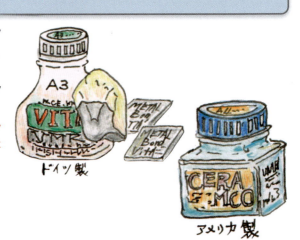

アルミナスポーセレンの登場

1965　Mclean と Hughes がアルミナを40～50％含むガラスをコアとして用い，セラミッククラウンの破壊特性を驚異的に改善した．しかし，臼歯部用としては破壊強度が不十分であった．

メタルセラミックスの時代においても，高い審美性を求めると，オールセラミッククラウンの存在は必要不可欠だったんだね！

キャスタブルセラミックスの登場

1984　Adair と Grossman がキャスタブルセラミックス「Dicor」を開発する（キャスト後の結晶化により強度が向上）．

1980年頃から，耐火模型法，キャスト法など，さまざまな方法のオールセラミックスが登場．筆者は当時，アルミナスポーセレン，サンライズクラウン，ルネッサンスクラウンなどをつくっていたよ！

プレスセラミックスの登場

リューサイト系プレスセラミックス

1990年代初頭　34％のリューサイトを含むプレスセラミックス「IPS エンプレス」が Ivoclar Vivadent 社から発売される．

二ケイ酸リチウム系プレスセラミックス

1990年代後期　針状リチウムケイ酸を約70％含有するプレスセラミックス「IPS エンプレス2」が Ivoclar Vivadent 社から発売される．

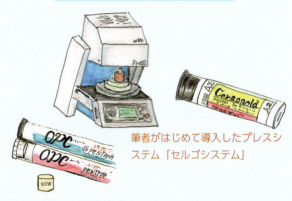

筆者とプレステクニックの関わり

筆者がはじめて導入したプレスシステム「セルゴシステム」

次に，高い曲げ強度を実現したリューサイト系の「OPC」「OPC3G」と応用範囲を広げていく．

CAD/CAM システムによるジルコニアクラウンの登場

2003　Degussa 社よりセルコンスマートシステムが発売され，ジルコニアの使用が開始される．

二ケイ酸リチウム系プレスセラミックスの進化

2009　90％の二ケイ酸リチウムと10％のガラスマトリックスを含む「IPS e.max プレス」「OPC3G HS」が400～450MPa 程度の曲げ強度を発揮し，プレステクニックの需要が高まる．

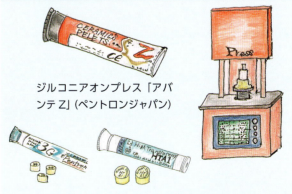

ジルコニアオンプレス「アバンテZ」（ペントロンジャパン）

現在ではオールセラミックスの主役はジルコニアとなったものの，これまでのラインナップに「IPS e.max プレス」を加えたことで，プレステクニックの応用範囲がさらに増えたよ！

（【参考】伴　清治：オールセラミックスの歯科材料学．歯科技工別冊／オールセラミックスレストレーション，2005，32～43．）

プレステクニック　失敗しないため

ワックスアップ

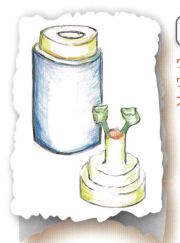

ワックスは何を使えばよいの？（P.27）
ワックスアップは鋳造と違うの？（P.27〜31）
スプルーイングはどうするの？（P.32〜33）

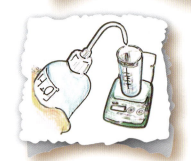
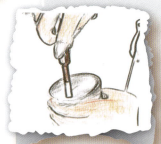

埋没

埋没材はどう選べばよいの？（P.21）
混液比はどうコントロールすればよいの？（P.34, 85）
埋没材のクラックはどうやって防ぐの？（P.35, 70〜73）

鋳型の加熱処理

鋳型の温度はどうやって決めるの？（P.37, 71）
鋳型の係留時間はどうやって決めるの？（P.36）
ペレットやプランジャーの準備は？（P.36）

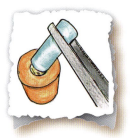
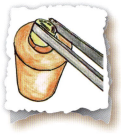
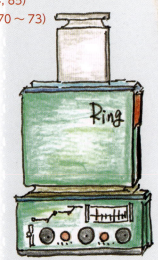

リングファーネス

プレス時間
プレス圧

鋳型の温度

プレスタ

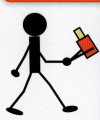

こ知っておかなければならないこと

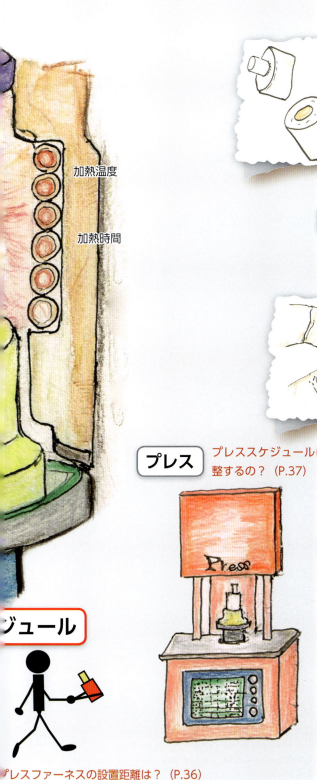

加熱温度

加熱時間

ジュール

プレスファーネスの設置距離は？（P.36）

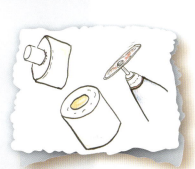

掘り出し

堀り出しで注意する点は？（P.38, 80）
反応層ってどうやって処理するの？（P.39, 86）

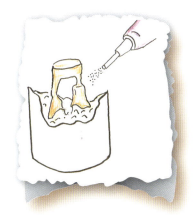

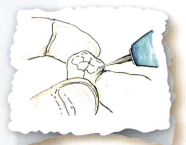

適合，研磨

プレスセラミックスに適した器材は？
（P.40, 41, 46〜48, 58, 59）
研磨はどこまでやるの？（P.48, 96, 97）
形態修正の方法は？（P.47, 95）
表面性状って何？（P.94, 95）

プレス　プレススケジュールはどう調整するの？（P.37）

レイヤリング，ステイニング

レイヤリング法はどんな方法があるの？（P.16, 17）
築盛するときの注意点は？（P.42〜46, 88, 100）
ステイン法で自然な色調にするには？
（P.52〜57, 61, 100〜104）

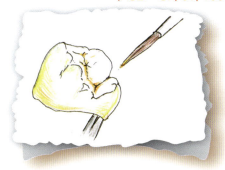

オールセラミックスへの第一歩
プレステクニック実践ガイド
CONTENTS

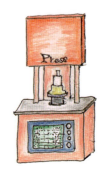

- オールセラミックスの歴史 ……………………………………………………………………… iv
- プレステクニック　失敗しないために知っておかなければならないこと ……………… vi

基本編

◆ **オールセラミックスの分類** ……………………………………………………………… 2
　成形法による分類 ………………………………………………………………………… 2
　結晶構造の違いによる分類 ……………………………………………………………… 3

◆ **プレスセラミックスの製作法** ………………………………………………………… 4
　プレステクニックってどんな技工なの？　鋳造とプレスの違い ……………………… 4

◆ **プレス材料の分類**
　プレスセラミックスにはどんなものがあるの？　使用法（術式）による分類 ……… 6
　　プレスセラミックス単体で使用するもの …………………………………………… 6
　　ジルコニアの上にプレスするもの（ジルコニアオンプレス） ……………………… 8
　　メタルの上にプレスするもの（メタルオンプレス） ………………………………… 12
　プレスセラミックスって壊れないの？　理工学的特性（結晶構造）による分類 …… 14
　　リューサイト結晶を分散したもの …………………………………………………… 14
　　二ケイ酸リチウム結晶を分散したもの ……………………………………………… 15
　　ジオプサイド結晶を分散したもの …………………………………………………… 15
　プレスセラミックスでどんな修復物がつくれるの？　補綴方法による分類 ……… 16
　　修復物の種類による分類 ……………………………………………………………… 16
　　製作法による分類 ……………………………………………………………………… 16

◆ **支台歯形成** ………………………………………………………………………………… 18
　プレスセラミックスに必要な支台歯形成とは？ ……………………………………… 18
　　クラウン，ラミネートベニアの形成 ………………………………………………… 18
　　インレー，アンレーの形成 …………………………………………………………… 18
　　ブリッジの形成 ………………………………………………………………………… 19

◆ **必要な機材** ………………………………………………………………………………… 20
　プレステクニックを始めるには何を用意すればよいの？ …………………………… 20
　　プレスファーネス ……………………………………………………………………… 20
　　埋没材 …………………………………………………………………………………… 21

作業編

◆模型製作 ……………………………………………………………………… 24
- 印象の取り扱い ……………………………………………………………… 24
  - アルジネート印象 ………………………………………………………… 24
  - シリコーンゴム印象 ……………………………………………………… 24
- ジロフォームシステムの使用 ……………………………………………… 25

◆ワックスアップ ……………………………………………………………… 26
- スペーサーの塗布 …………………………………………………………… 26
  - インレー，アンレー，ラミネートベニアの場合 ……………………… 26
  - クラウン，ブリッジの場合 ……………………………………………… 26
- ステイン法のワックスアップ ……………………………………………… 27
  - プレステクニックに適したワックスの条件 …………………………… 27
  - インレー，アンレーのワックスアップ ………………………………… 27
  - クラウン，ブリッジのワックスアップ ………………………………… 27
  - インレー，アンレーの窩洞形成とワックスアップの例 ……………… 28
  - 不適切なインレー，アンレーの窩洞形成とワックスアップの例 …… 29
- レイヤリング法のワックスアップ ………………………………………… 30
  - クラウンのワックスアップ ……………………………………………… 30
  - ブリッジのワックスアップ ……………………………………………… 31

◆スプルーイング ……………………………………………………………… 32
- スプルー線植立の基本ルール ……………………………………………… 32
- スプルー線植立の応用 ……………………………………………………… 32
- ブリッジのスプルー線植立の基本ルール ………………………………… 33
- リングとワックスパターンの位置関係における注意点 ………………… 33

◆埋没 …………………………………………………………………………… 34
- リン酸塩系埋没材での埋没 ………………………………………………… 34

◆プレス工程 …………………………………………………………………… 36
- リングファーネスでの加熱 ………………………………………………… 36
- プレス ………………………………………………………………………… 37

◆掘り出し ……………………………………………………………………… 38
- ディスポーザブルプランジャーの場合 …………………………………… 38

◆反応層の処理 ………………………………………………………………… 39

◆調整 …………………………………………………………………………… 40
- 内面の調整 …………………………………………………………………… 40
  - インレー，アンレー，ラミネートベニアの調整 ……………………… 40
  - クラウン，ブリッジの調整 ……………………………………………… 40
- 外面の調整 …………………………………………………………………… 41
  - 水冷式のエアタービンを使用した調整法 ……………………………… 41
  - ハンドピースを使用した調整法 ………………………………………… 41

◆レイヤリング法 ... 42
前歯部の築盛 ... 42
前歯部レイヤリング法の製作ステップ ... 44
- コアステインによる色調調整 ... 44
- 一次焼成 ... 45
- 二次焼成 ... 46
- 形態修正（表面形状の再現） ... 46
- 研磨 ... 47
- つや出し ... 48

◆ステイン法 ... 50
前歯部ステイン法の製作ステップ ... 50
- ワックスアップ ... 50
- 内面と外面の調整 ... 50
- 形態修正 ... 51
- 表面形状の付与 ... 51
- ステイニング ... 52
- 表面形状の再付与 ... 53
- 研磨 ... 53

前歯部ステイン法での色調表現 ... 54
- 若年代のイメージ ... 55
- 中年代のイメージ ... 56
- 老年代のイメージ ... 57

臼歯部ステイン法の製作ステップ ... 58
- スプルーカット ... 58
- 内面の調整 ... 58
- マージン部の調整 ... 58
- 外面の調整 ... 59
- ステイニング ... 61

トラブル編

◆プレスの失敗 ... 66
異物の混入 ... 66
- ワックス，ガスの混入 ... 66
- 埋没材の混入 ... 67

フレームの穴 ... 69
埋没材のクラック ... 70
- 埋没材の強度不足 ... 70
- 埋没材の温度変化 ... 70
- セッティングミス ... 71

  低すぎるプレス温度……………………………………………………………………………71
  過剰なプレス圧………………………………………………………………………………72
  長すぎるプレス時間…………………………………………………………………………72
 なめられ，バリ…………………………………………………………………………………74
 支台歯部の破折…………………………………………………………………………………78
 プレス体のクラック……………………………………………………………………………80
  掘り出し時のクラック………………………………………………………………………80
  プレス温度のミス……………………………………………………………………………81

◆適合の失敗 …………………………………………………………………………………82
 アンダーマージン，オーバーマージン………………………………………………………82
 入らない，大きい………………………………………………………………………………84
  クラウンの場合………………………………………………………………………………84
  ブリッジの場合………………………………………………………………………………85
 浮き上がり………………………………………………………………………………………86

◆ポーセレン焼成時の失敗 ………………………………………………………………88
 ポーセレンの焼き割れ…………………………………………………………………………88
  フレームの形態と焼き割れの関係…………………………………………………………88
 異物の混入………………………………………………………………………………………90
 色調の不良………………………………………………………………………………………91
◎フレーム用のペレットとレイヤリングポーセレンの組み合わせ……………………………92

◆表面性状の再現の失敗 …………………………………………………………………94
 表面形状の違い…………………………………………………………………………………94
 光沢度（ラスター）の違い……………………………………………………………………96

◆ステイニングの失敗 ……………………………………………………………………100
 色調の不良………………………………………………………………………………………100
◎クリスタルアイを使用した色調の調整…………………………………………………………102
 ステイン焼成後の摩耗…………………………………………………………………………105

◆装着時の失敗 ……………………………………………………………………………108
 色調の不良………………………………………………………………………………………108
 口腔内での破折…………………………………………………………………………………110

プレスがつなぐ歯科技工の仲間たち
 当コラムでは，筆者が研修会などを通じて知り合った8名の歯科技工士に，歯科技工士の魅力や夢を語っていただいています．
  ①林 貴世彦氏………………………………………………………………………………49
  ②小林 裕氏…………………………………………………………………………………64
  ③安藤 幸治氏………………………………………………………………………………77
  ④斎藤 健司氏………………………………………………………………………………79
  ⑤北御門 正幸氏……………………………………………………………………………83
  ⑥磯谷 貴幸氏………………………………………………………………………………99
  ⑦千田 哲也氏………………………………………………………………………………109
  ⑧舟木 寿美男氏……………………………………………………………………………112

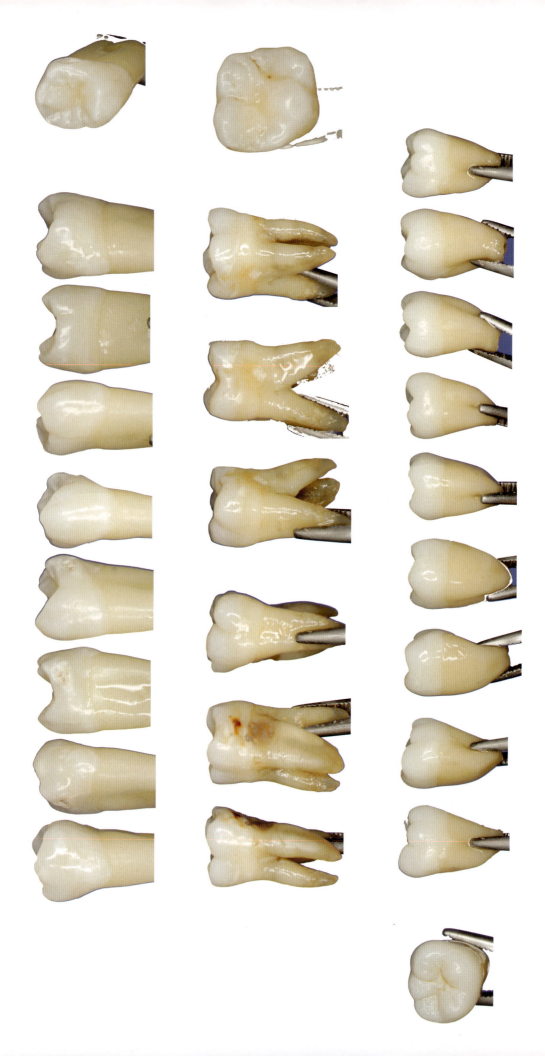

基本編

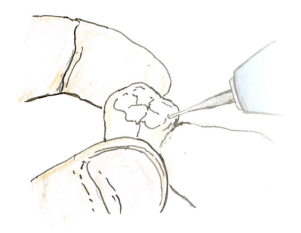

オールセラミックスの分類

成形法による分類

①焼結（ビルドアップ）	ポーセレンの粉末泥を金属箔や耐火模型上または下部構造体（フレーム）の上に築盛，コンデンスしたものを，専用のファーネスで乾燥，焼成することによって焼結体を製作する方法です．粉末中のガラスの一部が液相になって粉末間を埋めることで緻密な焼結体をつくる現象（液相焼結）を利用しています．
②射出成形（プレッサブル）	主に義歯のレジン填入に利用されている方法で（熱可塑性樹脂），材料を加熱して溶融させ，鋳型内に圧力を加えながら注入し，その状態で固化させて成形する方法です． その原理を応用したのがプレステクニックで，ロストワックス法で鋳型をつくり，リングファーネスで加熱した鋳型内にセラミックインゴット（ペレット）を入れ，専用のファーネスで軟化・加圧して圧力を継続しながら成形します．
③鋳造（キャスタブル）	るつぼ上でセラミックスを融点以上の温度で溶解し，粘性の低いものを低圧で流し込む方法です．成形後に結晶化＊が必要になります． Dicor(デンツプライ)，OCC(オリンパス)，クリセラ(九耐デントセラム)などがあります．
④切削（マシナブル）	切削工具を利用して，結晶化ガラスでできたブロック（マシナブルセラミックス）やジルコニアブロックを切削し，シンタリング（焼結）することによって修復物を製作する方法です． 主にCAD/CAMシステムで製作されます．
⑤ CAD/CAM	Computer Aided Designを略したCAD「コンピューター支援による設計」と，Computer Aided Manufacturingを略したCAM「コンピューター支援による生産」により切削加工されるものをいいます． 主に使用されるセラミックスとしてはジルコニアがあります．

＊結晶化：鋳造によって成形された鋳造体を熱処理して，ガラスマトリックス中に結晶を析出させることをいいます．ケイ酸塩ガラスからはマイカ結晶，メタクリン酸塩からはリン酸カルシウム系結晶が析出します．

オールセラミックスの分類

オールセラミックスの分類には，成形法（製作法）によって分類する方法と，セラミックスの結晶構造の違いによって分類する方法があります．結晶構造の型によって成形法（製作法）が決まってくるので，あわせて理解しましょう．

結晶構造の違いによる分類

①分散強化型 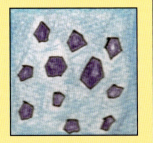	ガラスマトリックスに発生したクラックの進展を，分散させた結晶粒子で抑制するものです．結晶粒子としては，石英，アルミナ，リューサイト，マイカ（雲母），二ケイ酸リチウム，ジオプサイドなどが用いられています．プレステクニックに使用する材料には，リューサイト結晶のものと二ケイ酸リチウム結晶のものがあります．
②ガラス浸潤型 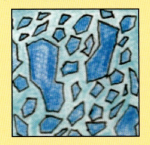	耐火模型上で焼結したものやCAD/CAMで製作した多孔質コアの空間に低溶，低粘調度のケイ酸ランタンガラスを浸透させ，強度の向上をはかったものです．コア材には，アルミナ，ジルコニア，透明性の高いスピネル（$MgO \cdot Al_2O_3$）が利用されています．プレステクニックの素材としては使われません．
③高密度焼結型 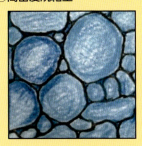	高純度アルミナや部分安定型ジルコニアのことで，CAD/CAMによって削り出して製作するものです．アルミナは約1,700℃で焼結され，曲げ強度が580MPaあり，透過性が良好であるため審美的な修復物の製作に適していますが，熱膨張係数が低い（7×10^{-6}/℃）ため，プレステクニックには応用できません．一方，ジルコニアは約1,300℃以上で焼結され，熱膨張係数は10×10^{-6}/℃とアルミナに比べて高く優れた機械的性質をもつため（曲げ強度，破壊靭性），プレステクニックのフレーム材としても使用可能で，専用のポーセレンを使用することで単冠からフルブリッジへの応用も可能です．

基本編

プレスセラミックスの製作法

プレステクニックってどんな技工なの？
鋳造とプレスの違い

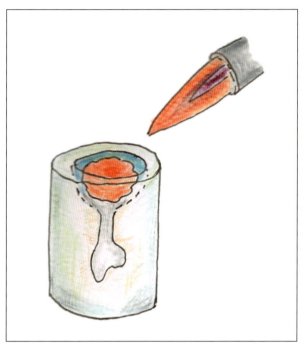

鋳造
融点を超える温度まで金属やセラミックスを加熱し，溶解した状態で鋳型に流し込み，凝固するまで遠心力や空気圧を持続させて形を再現する方法です．セラミックスにおいては，成形後に結晶化（セラミング，クリストラゼーション）が必要となります．

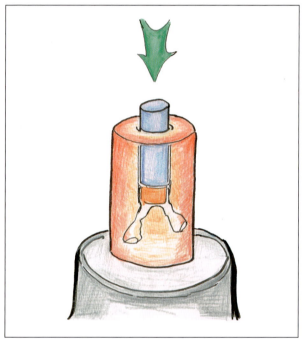

プレス
鋳造と同じ工程で鋳型を製作，加熱した後，セラミックスを専用のファーネス内で溶融状態の一歩手前の軟化状態まで加熱し，高圧で時間をかけて圧入していく射出成形法で成形します．結晶構造が壊れないため高い曲げ強度を与えることができ，成形後に結晶化（セラミング，クリストラゼーション）が必要ないことから作業が効率的に行えます．

	鋳造	プレス
セラミックスの状態	溶融	軟化
成形時間の長さ	短い	長い
成形後の処理	結晶化必要	結晶化不要

プレスセラミックスの製作法

オールセラミックスは鋳造からプレスへと変化してきました．その大きな要因は，プレスは鋳造と違って物性を変化させずにセラミックスを成形することができ，加工物の物性が術者によって変わらないことです．

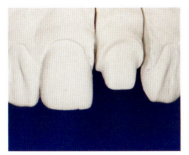
可撤式模型の製作

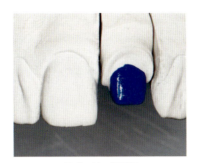
スペーサーの付与

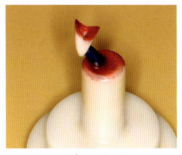
スプルーイング

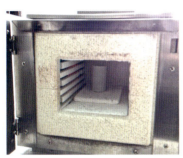
リングファーネス内での予備加熱

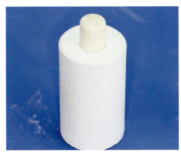
プレスファーネスによるプレス工程

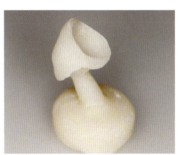
掘り出し

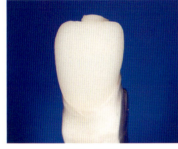
歯型への適合

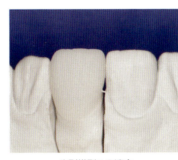
歯列模型への適合
隣在歯とのコンタクトの調整

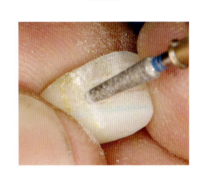
形態修正，表面形状の付与

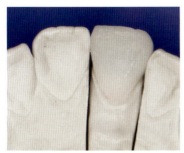
対合歯との咬合調整

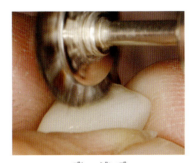
グレージング

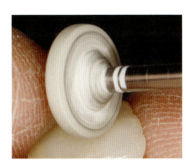
表面の研磨

基本編

プレス材料の分類

プレスセラミックスにはどんなものがあるの？
使用法（術式）による分類

プレスセラミックス単体で使用するもの

プレスセラミックス単体で使用するものとしては，プレスしたセラミックスをステインで色調調整するもの（ステイン法），プレスしたセラミックスの表層の一部をカットバックし，専用のポーセレンを築盛して形態と色調を再現するもの（カットバック法），プレスしたセラミックスでフレームを製作し，専用のポーセレンを積層するもの（レイヤリング法）の3つがあります．

ステイン法によるクラウンの製作ステップ

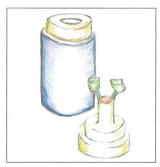

ワックスアップ
メタルを使用する場合の技工をそのまま応用できます．

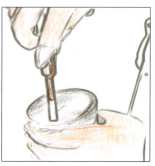

リン酸塩系埋没材による埋没
適合の良否は埋没材の混液比に影響を受けます．

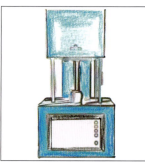

専用ファーネスによるプレス

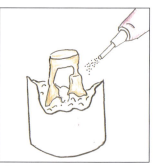

プレス体の掘り出し
サンドブラスターを使用して掘り出します．

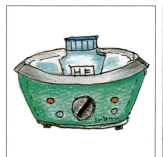

反応層の除去
フッ化水素酸溶液を使用します．

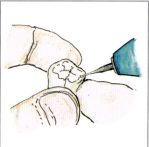

内面，外面の調整，研磨

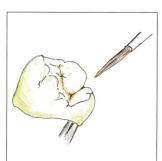

ステイニングによる色調再現

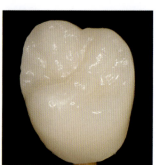

グレージング
グレージングパウダーを使用します．

プレス材料の分類

プレスセラミックス単体で使用する製品

プレスセラミックス単体で使用するものは，メタルやジルコニアなどによって補強されるタイプのプレスセラミックスと違って高い強度が求められます．

現在では，曲げ強度の優位性から，二ケイ酸リチウムを含むものが臨床で多く使用されています．

製品名	発売元	プレス温度 (℃)	熱膨張係数 (10^{-6}/℃)	曲げ強度 (MPa)	結晶の含有量
IPS e.max プレス	Ivoclar Vivadent	915〜920	10.5	400	90% 二ケイ酸リチウム
IPS エンプレス 2	Ivoclar Vivadent	920	10.6 ± 0.5	350 ± 50	70% 二ケイ酸リチウム
IPS エンプレス	Ivoclar Vivadent	1075〜1180	14.9 ± 0.5	120	約 34% リューサイト
セラエステ	トクヤマデンタル	900	5.7	300	ジオプサイド
OPC	ペントロンジャパン	1175	15.7	175	リューサイト
OPC3G HS	ペントロンジャパン	910	10.4 ± 0.4	400 ± 50	二ケイ酸リチウム

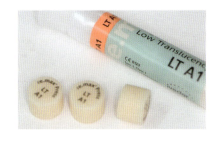

基本編

ジルコニアの上にプレスするもの（ジルコニアオンプレス）

プレスセラミックス単体では前歯部から小臼歯にかけての3本ブリッジまでが限界ですが，フレームにジルコニアを使用することで適応範囲は大きく広がり，設計を考慮することでフルブリッジにも応用可能です．CAD/CAMシステムによって削り出されたジルコニアフレームの上にワックスアップを行い，埋没，ロストワックス法により製作できるため，ポーセレンの築盛技術を必要としない利点があります．また，咬合関係が再現できるというメリットもあります．
一方で，単冠などの製作においては，普通の築盛による方法と比べて作業時間，作業工程でどちらが優位なのか意見が分かれるところです．

ステイン法によるクラウンの製作ステップ

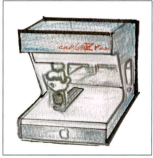

ジルコニアフレームの製作
CAD/CAMシステムによりフレームを製作します．プレスするセラミックスとジルコニアの熱膨張係数をあわせます．

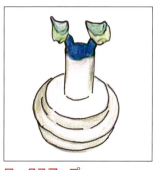

ワックスアップ
ジルコニアフレームの形態を整えた後，表面の処理（オペークなどで下地の色調処理が必要な場合は事前に焼成する）を行い，その表層にワックスアップを行います．

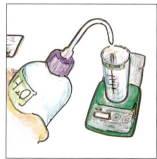

リン酸塩系埋没材による埋没

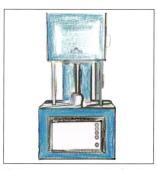

専用ファーネスによるプレス

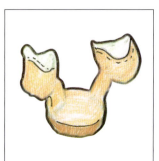

プレス体の掘り出し
サンドブラスターを使用します．反応層はできないので，表面は滑沢です．

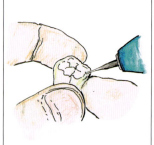

外面の調整，研磨
ジルコニアフレームの内面は調整済なので，プレスセラミックスのみ調整します．

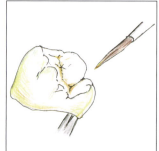

ステイニングによる色調再現
表層を一層削除して，専用のレイヤリングポーセレンを築盛することも可能です．

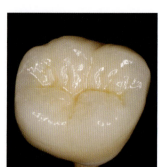

グレージング
グレージングパウダーを使用してグレージングを行いますが，セルフグレージングに近い仕上げもできます．

プレス材料の分類

ジルコニアオンプレスの長所と短所

長所	短所
①ポーセレンの築盛を得意としない術者でも，ワックスアップができればセラミックワークが可能です． ②咬合など形態の細部の表現がワックスアップで行えるため，再現性が高くなります． ③ブリッジなどの大型の補綴装置の製作においては時間短縮につながります． ④ポーセレン築盛時の気泡の混入がないため，強度の低下を防ぐことができます． ⑤プレス後に鋳型（埋没材）中で除冷されるため，温度の下降が緩やかです．	①単冠の場合は時間と経費がかかってしまいます． ②複雑な色調の再現ができません．

ジルコニアオンプレス用のセラミックスとジルコニアクラウンに前装するビルドアップ用陶材を比較した研究（羽田詩子ほか：レイヤリングテクニックとプレスオンテクニックにより製作したジルコニアクラウン．歯材器, 28：313, 2009）によると，ライナー材を使用することで焼付強さに差を認めなかったことが報告されています．また，鶴木らの報告（鶴木次郎ほか：ジルコニアと歯科用陶材との接着強さにおける実験報告—コンデンス法とプレス法との比較—．歯材器, 28（5）：340, 2009）においても両者間の有意差を認めていないことから，適切な処理が行われたジルコニアフレームとセラミックスの焼付強さは，従来の陶材焼付金属冠やジルコニアクラウンと同等もしくはそれ以上であると考えます．

基本編

ジルコニアオンプレスの製品

製品名	発売元	プレス温度 (℃)	熱膨張係数 (10^{-6}/℃)	曲げ強度 (MPa)	溶解度 ($\mu g/cm^2$)	特徴
IPS e.max ジルプレス	Ivoclar Vivadent	900 (100g) 910 (200g) 940 (300g～)	9.9	110	30	ジルコニアフレームにプレスするためのフルオロアパタイトガラスセラミックスで，異なるサイズの結晶を含み，ジルコニアフレームのマスキング効果がある．透明感やオパール効果など色調再現性に優れている．
ヴィンテージ Zr プレスオーバー	松風	940～960	9.4	85～95	20～30	ヴィンテージ ZR でのレイヤリングテクニック，ヴィンテージ アートでのステイニングテクニックを併用することで天然歯のような色調再現が可能．ジルコニアフレームを使用せずにステイン法でインレー，アンレー，ラミネートベニアを製作することもできる（ヴィンテージ アートを 800℃で焼成）．
セラビアン ZR プレス	クラレノリタケデンタル	1045～1065	10.1	—	—	専用のシェードベースステインでジルコニアフレームの色調を補正し，専用の低温焼成陶材セラビアン ZR プレス LF を使用することで審美性が得られる．透明性が高く，主にキャラクタライズや表面ステインで完成させる H と，透明性が低く，主にカットバック法で完成させる L が，それぞれ 20 色ずつあり，ほかにホワイトシェードが 4 色ある．
アバンテ Z	ペントロンジャパン	870	9.7 ± 0.5	125	17～20	プレス温度が低いこと，曲げ強度が 125MPa と高いことから，製作時ならびに口腔内での耐チッピング性，耐クラック性に優れている．天然歯に似たオパール効果，蛍光性，透明性をもっている．ジルコニアフレームの下地処理として Z ステインが 7 色用意されており，0.01～0.03mm の厚みで色調を変換できる．
セルコン セラムプレス	DeguDent（デンツプライ三金）	940	10	60～102	—	セルコン セラム KISS でステイニング，グレージングを行う．

プレス材料の分類

製品名	発売元	プレス温度 (℃)	熱膨張係数 (10^{-6}/℃)	曲げ強度 (MPa)	溶解度	特徴
PM9	VITA	1000	9.0〜9.5	100	〜20	微細構造陶材である VM9 が進化したペレットで，ジルコニアフレームの上に圧入するほか，単独でインレー，アンレー，ラミネートベニア，前歯ジャケットクラウンなどに用いることができ，ステイン法や VM9 アドオン陶材によるキャラクタライズが可能．透明度の異なる 3 種類のペレット（オペーク，トランスルーセント，ハイトランスルーセント）がそれぞれ 10 色ずつあり，ビタ 3D マスターに調和する．
イニシャル IQ プレスオーバージルコニア	ジーシー	940〜970	9.8	92	15	フルカントゥアのワックスアップを行い，専用のステインであるイニシャル IQ ラスターペーストを使用することで，深みのある色と天然歯のような透明感を与えることができる．ラスターペーストはきめ細かいセラミック粒子であるため，厚塗りも可能．

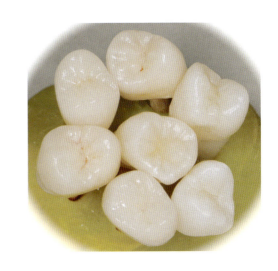

基本編

メタルの上にプレスするもの（メタルオンプレス）

メタルフレームの表面にオペーク陶材を焼成し，その上にワックスアップで形態を再現してプレスセラミックスに置き換えるものです．ワックスアップによって正確な形を再現できるのが特徴で，咬合関係の再現性などに優れています．長所や短所についてはジルコニアオンプレスと同じです．
大型のブリッジでは金属の膨張率と埋没材の膨張率の関係などの影響で埋没材にクラックが入ってしまうことがあるので，埋没材の選択には注意が必要です．

ステイン法によるクラウンの製作ステップ

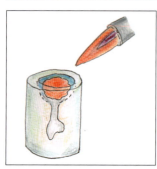
メタルフレームの製作
通常の陶材焼付金属冠と同じ方法でメタルフレームを製作します．

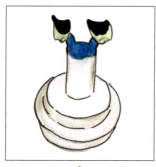
ワックスアップ
メタルフレームの調整とオペーク焼成を行った後，ワックスアップを行います．

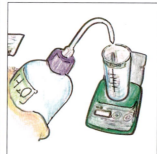
リン酸塩系埋没材による埋没

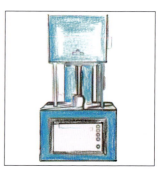
専用ファーネスによるプレス

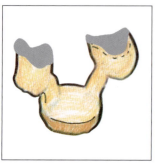
プレス体の掘り出し
サンドブラスターを使用します．

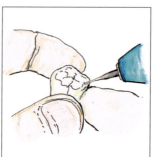
外面の調整，研磨

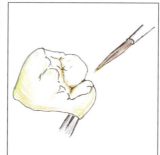
ステイニングによる色調再現

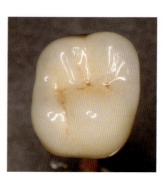
グレージング

プレス材料の分類

メタルオンプレスの製品

製品名	発売元	プレス温度 (℃)	熱膨張係数 (10^{-6}/℃)	曲げ強度 (MPa)	溶解度	特徴
ヴィンテージMPプレスオーバー	松風	920〜940	13.5 ± 0.5	130	10	天然歯に似たオパール効果と適度な透明性をもち，ビタのシェードより少し明るめに設計されたHTと，築盛用陶材ヴィンテージMPのボディ色と同じ色調に設計されたLTがそれぞれ16色あり，ほかにホワイトニングシェードが1色ある．オペークはヴィンテージMPを使用する．HTはステイン法，LTはカットバック法，レイヤリング法で製作する．
EX-プレス	クラレノリタケデンタル	―	10.1	124	―	天然歯と調和したオパールセンスが付与された4タイプのインゴットがあり，単独でインレー，アンレー，ラミネートベニア，前歯ジャケットクラウンを製作することも可能．熱膨張係数がJIS規格13.7〜14.1（50〜500℃），ISO規格13.8〜14.2（25〜500℃）の合金に対応している．透明性が高く，主にキャラクタライズや表面ステインで完成させるHと，透明性が低く，主にカットバック法で完成させるLが，それぞれ20色ずつあり，その他にホワイトシェードやインレーに使用できるものもある．
イニシャルIQプレスオーバーメタル	ジーシー	920〜950	13.1	92	15	オペーク処理をしたメタルフレームにボディを一層プレスし，ラスターペーストやステインでキャラクタライズしてステイン法で完成させる．エフェクトシェード7色とエフェクトブリーチシェード3色がある．

13

基本編

プレスセラミックスって壊れないの？
理工学的特性（結晶構造）による分類

リューサイト結晶を分散したもの

表面の状態は滑らかでよいのですが，強度的には劣ってしまうため，単体で使用できる範囲は狭くなります．現在ではほとんどの場合，メタルやジルコニアなどとの組み合わせで使用します．
リューサイトの分散は熱膨張の増大につながるため，レイヤリング陶材の熱膨張係数は高くなります．結晶状態はプレス前後であまり変わりません．

リューサイト結晶（$KAlSi_2O_6$）の役目（働き）

① 熱膨張係数がきわめて大きく（20×10^{-6}/℃），ガラス中でのリューサイトの析出が少量でも全体の熱膨張係数を上昇させます．
② 屈折率が1.47でガラスマトリックスとほぼ同じであるため，透明性を低下させることが少なくなります．
③ 冷却時600℃以下ではリューサイトは正方晶であり，異方性の熱収縮を伴うため，リューサイト周囲のガラスマトリックスの圧縮応力と引張応力が残留し，焼成後の強度を向上させます．

リューサイト結晶を核とした製品

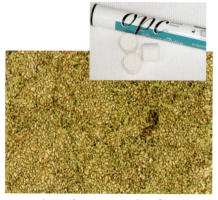

OPC（ペントロンジャパン）
（写真提供：ペントロンジャパン）

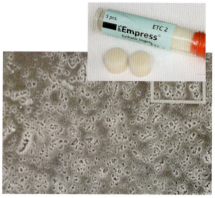

IPS エンプレス（Ivoclar Vivadent）
（写真提供：Ivoclar Vivadent）

プレス材料の分類

二ケイ酸リチウム結晶を分散したもの

主成分のガラスマトリックス中に二ケイ酸リチウム結晶を入れることでクラックの伝達を防いでいます．曲げ強度が高く（300MPa以上），1歯欠損の3本ブリッジにも適応できますが，脆い特性があるため注意が必要です．

二ケイ酸リチウム（$LiO_2・2SiO$）の役目（働き）

① ガラスマトリックス中で複雑に折り重なり合い密接な構造とすることで，クラックの伝達を制御し，高い曲げ強度を発揮します．

二ケイ酸リチウム結晶を核とした製品

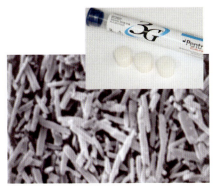

OPC3G HS（ペントロンジャパン）

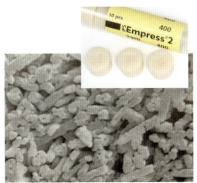

IPSエンプレス2（Ivoclar Vivadent）

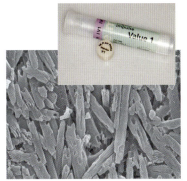

IPS e.max プレス（Ivoclar Vivadent）
90％の二ケイ酸リチウムと10％のガラスマトリックスから構成されています．

ジオプサイド結晶を分散したもの

針状のジオプサイド結晶（$CaO・MgO・2SiO_2$）を分散させたものは曲げ強度が300MPaと高く，プレス温度が900℃と低いことから，石膏系埋没材を使用できることが特徴です．

ジオプサイド結晶を核とした製品

セラエステ（トクヤマデンタル）

基本編

プレスセラミックスでどんな修復物がつくれるの？
補綴方法による分類

修復物の種類による分類

オールセラミックス		他材料との組み合わせ	
①インレー	単純インレーから複雑窩洞までほとんどすべての症例に適応可能です.	①ジルコニアオン	単冠から多数歯のブリッジまで適応可能です.
②アンレー	インレーと同様，ほとんどすべての症例に適応可能です.	②コバルトクロムオン	単冠から多数歯のブリッジまで適応可能です.
③クラウン	ほとんどすべての症例に適応可能です. 連結冠については症例によります.		
④ブリッジ	1歯欠損の3本ブリッジまでは適応可能ですが，部位は限定されます.		

製作法による分類

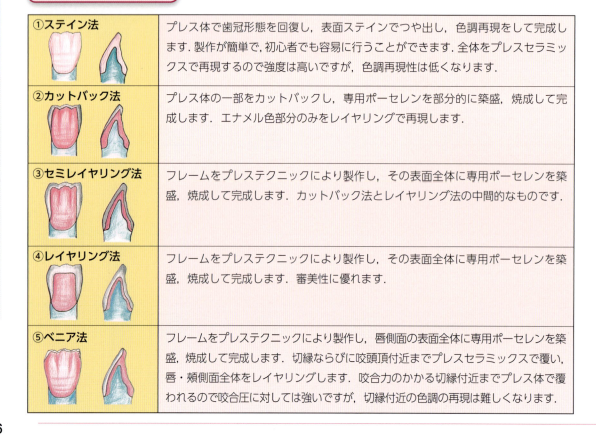

①ステイン法	プレス体で歯冠形態を回復し，表面ステインでつや出し，色調再現をして完成します. 製作が簡単で，初心者でも容易に行うことができます. 全体をプレスセラミックスで再現するので強度は高いですが，色調再現性は低くなります.
②カットバック法	プレス体の一部をカットバックし，専用ポーセレンを部分的に築盛，焼成して完成します. エナメル色部分のみをレイヤリングで再現します.
③セミレイヤリング法	フレームをプレステクニックにより製作し，その表面全体に専用ポーセレンを築盛，焼成して完成します. カットバック法とレイヤリング法の中間的なものです.
④レイヤリング法	フレームをプレステクニックにより製作し，その表面全体に専用ポーセレンを築盛，焼成して完成します. 審美性に優れます.
⑤ベニア法	フレームをプレステクニックにより製作し，唇側面の表面全体に専用ポーセレンを築盛，焼成して完成します. 切縁ならびに咬頭頂付近までプレスセラミックスで覆い，唇・頬側面全体をレイヤリングします. 咬合力のかかる切縁付近までプレス体で覆われるので咬合圧に対しては強いですが，切縁付近の色調の再現は難しくなります.

プレス材料の分類

ステイン法

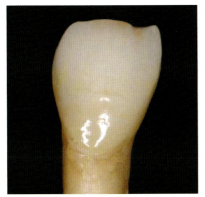
ラミネートベニア（OPC）

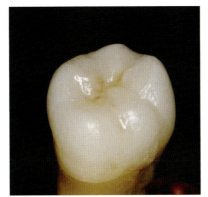
インレー（OPC）

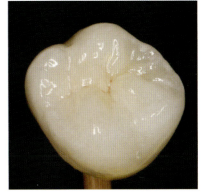
クラウン（IPS e.max プレス）

レイヤリング法

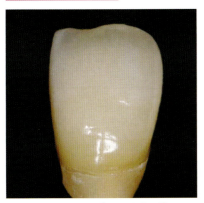
ラミネートベニア（OPC3G HS）

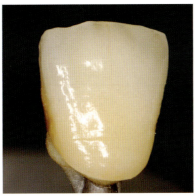
クラウン（OPC3G HS）

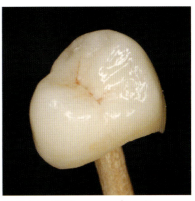
クラウン（IPS e.max プレス）

基本編

支台歯形成

プレスセラミックスに必要な支台歯形成とは？

支台歯形成の基本は丸みを帯びた状態でスライス面を形成しないこと，および各部位の厚みの基準を守ることです．

クラウン，ラミネートベニアの形成

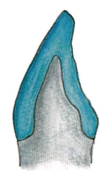

前歯の形成
軸面1～1.5mm以上，切縁部2mm以上／ショルダーまたはヘビーシャンファー

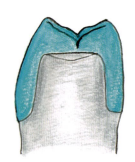

臼歯の形成
軸面1.5mm以上，咬合面1.5～2mm以上／ショルダーまたはヘビーシャンファー

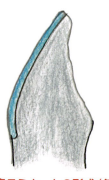

前歯ラミネートの形成（色調変更なし）
軸面0.5mm以上／ライトシャンファー

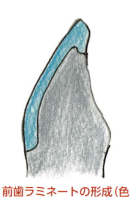

前歯ラミネートの形成（色調変更あり）
軸面1mm以上／ショルダーまたはヘビーシャンファー

インレー，アンレーの形成

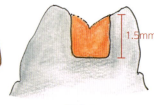

イスムス

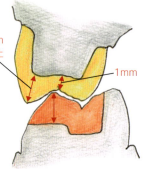

対合歯と接触する部位は2mm以上

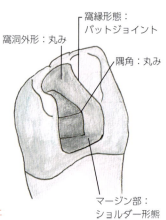

窩縁形態：バットジョイント
窩洞外形：丸み
隅角：丸み
マージン部：ショルダー形態

インレー，アンレーの形成の原則

① 窩洞外形は丸みをもたせます．
② 窩縁は対合歯と接触しない位置に設定し，咬合小面を横断する場合は咬合小面を窩洞に含めるように設定します．
③ 厚みは咬頭部分が1.5mm以上，小窩が1mm以上，対合歯と接触する部分が2mm以上となるようにします．
④ 辺縁隆線部には咬合圧がかかるため，マージン部はショルダー形態にします．
⑤ 咬頭部は，咬合圧に抵抗するために水平に削除します．
⑥ 軸面のテーパーは，メタルインレーの場合より大きく形成します．
⑦ 線角，点角は丸みを与えます．
⑧ 窩縁形態はバットジョイントにします．

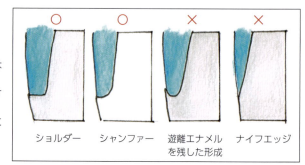

○ ショルダー ／ ○ シャンファー ／ × 遊離エナメルを残した形成 ／ × ナイフエッジ

支台歯形成

ブリッジの形成

二ケイ酸リチウムを含むプレスセラミックスはブリッジへの対応が可能です．ただし，適応可能な範囲は第二小臼歯までを支台歯とする1歯欠損のブリッジまでです．欠損部の大きさや連結部に必要な大きさも部位によって違っています．

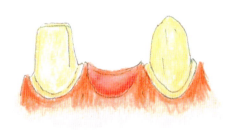

前歯の形成
軸面1.5mm以上，切縁部1.5〜2mm以上，ショルダー部1mm以上

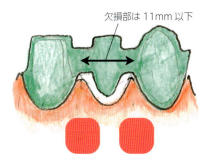

欠損部は11mm以下

前歯の連結部の大きさ
3.9mm×3.9mm．できるだけ四角形に近い形で，鋭利な形成をしないことが重要です．

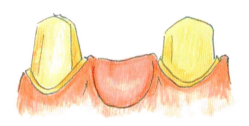

臼歯の形成
軸面1.5mm以上，咬合面1.5〜2mm以上，対合歯と接触する部分2mm以上，ショルダー部1mm以上

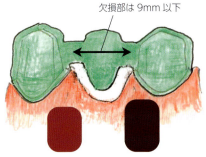

欠損部は9mm以下

臼歯の連結部の大きさ
犬歯-第一小臼歯 4.5mm×4mm，第一小臼歯-第二小臼歯 5mm×4mm

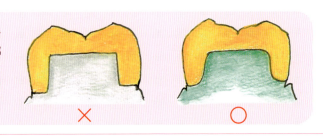

すべての隅角は丸く形成しなければいけません．鋭利な部分は応力の集中を招いてしまい，破折の原因になってしまいます．

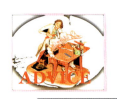

P.58 さらに詳しく

基本編

必要な機材
プレステクニックを始めるには何を用意すればよいの？

プレスファーネス

現在数社からプレス用のファーネスが発売されています．プレスの機構としては，エア圧と機械圧の2種類があります．また，プレス圧をコンピュータ制御するものもあります．
プレスが可能なファーネスの代表的なものをカタログデータから紹介します．

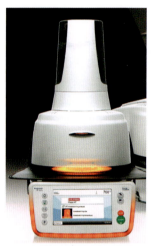

プログラマット EP5010（Ivoclar Vivadent）
マッフル内部の情報を赤外線カメラで得ることが可能で，鋳型の温度とマッフルの温度がともに適正に調整されることでプレスセラミックスの加熱を適切に行えます．予備加熱の不足によるプレスミスも防ぎます．
また，新しいマッフル（QTK2）と底面から熱を伝えるSiC焼成プレートの組み合わせにより均一な熱伝導が可能で，鋳型のより均一で確実な加熱により，高いプレス性とより高品質なプレス体を得ることが可能です．
圧力センサー付き電子式プレスドライブは，mm単位でプランジャーを精密にコントロールし，鋳型のクラックを検知し，CDS機能（Crack Detection System）がプレス工程を停止し，修復物の破損などによる失敗を最小限に抑えます．

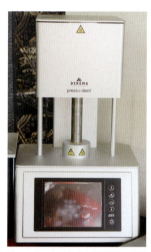

Austromat 654 press-i-dent（DEKEMA）
マッフル内で焼成テーブルを上昇させて，上部に設置されたセラミックスとプランジャーを接触させてプレスするプレスシステムを採用しています．マッフル内に動的パーツをなくすことで，熱効率に優れたプレス環境を実現しています．
プレス圧は10段階の機械式で制御され，モーターに加わるパルス信号で常にモニターされ，プレス時間を自動で短縮するモードの設定も可能です．プレス体の大きさや数が違っても，プレス時間の設定は自動で管理されるため，プレスミスや過剰な反応層などのないプレス体を得ることが可能です．
複数のプランジャーを植立でき，プレス容量の大きい症例（ジルコニアオンプレス，メタルオンプレスなど）に使用することも可能です．

プレスファーネスに求められる基本性能

① 鋳型全体を均一に加熱できること．
② 適切なプレス圧をかけられること（プレス圧が調整できること）．
　Austromat 654 press-i-dentでは，17～23kgf/cm^{2}が推奨されています．インレーなどの容積の少ないものは17kgf/cm^{2}と小さい圧力，ブリッジなどの容積が大きいものは圧力を大きくして，プレス時間が長くならないように設定します．

プレスファーネスにあると便利な機能

① プレス圧の制御機構：一気に圧力が加わると，鋳型のクラックの発生を伴います．
② プレス時間の自動制御：プレス不足によるプレスミス，過剰なプレス時間による反応層の増加やプレス体の劣化を防ぎます．
③ クラックの発生を感知する機能：プレス完了後の鋳型のクラックを最小限に抑えることができます．

埋没材

埋没材には，クリストバライト系とリン酸塩系があります．クリストバライト系はプレス体表面をきれいにできますが，強度が弱いためプレスの失敗に注意が必要です．リン酸塩系は強度が高く，プレス中に埋没材が割れたりする失敗が少ないのですが，プレス温度によっては反応層が厚くなったり，掘り出しに時間がかかってしまいます．埋没材は適合の良否に影響を与えますので，混液比は適切に調整しましょう．

埋没材の選択基準

① 操作性がよいこと（初期硬化までの時間が長いこと）．
② 加熱，プレス時にクラックを生じないこと（焼成後の圧縮強度が高いこと）．
③ プレス体の表面がきれいなこと（反応層の発生が少ないこと）．
④ 適合性がよいこと，また膨張のコントロールが可能なこと（混液比の調整で膨張をコントロール可能なこと）．
⑤ 掘り出しが容易なこと（冷却後の強度が低いこと）．
⑥ 作業時間が短いこと（硬化時間，硬化後リングファーネスに投入するまでの時間が短いこと）．
⑦ 価格が経済的であること（100gあたりの単価）．

まずは②が最も重要な要素だと思います．クラックの発生は，修正の不可能な失敗を招き，それまでの技工作業に要した労力と，ペレットを無駄にしてしまうからです．特に複数を同時に埋没する場合や，ブリッジの場合には注意が必要となります．
次に④，③を基準として選択していきます．目的にあったものを，2種類くらい用意しておくとよいと思います．

埋没材の混液比による適合のコントロール法

外側性は，混液比が大きくなると膨張が大きくなり，適合が緩くなります．混液比が小さくなると膨張が小さくなり，適合がきつくなります．
内側性は，混液比が大きくなると膨張が大きくなり，適合がきつくなります．混液比が小さくなると膨張が小さくなり，適合が緩くなります．

	100gの粉末に対する専用液ml：蒸留水ml（専用液の割合）	
クラウン（外側性）	21：6（78%）	外側性は膨張を大きくします．
ラミネートベニヤ（外側性）	21：6（78%）	ラミネートの形状は基本的に外側性なので，膨張を大きくします．
インレー（MOD）（外側性＋内側性）	20：7（74%）	MODインレーは外側性と内側性の両方の要素を含むので中間的な膨張量とします．
インレー（OD, OM）（内側性）	18：9（67%）	ODインレー，OMインレーは基本的に内側性と同じく膨張を小さくします．
Ⅰ級インレー（内側性）	18：9（67%）	内側性は膨張を小さくします．

（「ユニベストJP」の取り扱い説明書より）

基本編

	発売元	圧縮強度(MPa)	練和方法	初期硬化時間(分)	混液比(%)	加熱方法(急速加熱)	加熱方法(標準)	熱膨張率(850℃)liquid100%(%)	特徴
レマCC	Dentaurum	3.0(30分後)	手練和30秒 真空練和120秒	8〜9	25	埋没後30分,850℃で60分以上	室温から250℃まで5℃/分(30分以上係留)後,5℃/分で850℃まで上昇,60分以上係	1.03	プレス,メタルに使用可能.強度が低い.経済性が高い.
ユニベストJP	ペントロンジャパン	8.0(2時間後) 20.0(850℃)	手練和15秒 真空練和60秒	11〜14	27	埋没後13分,850℃で45分以上	室温から300℃まで3℃/分(30分以上係留)後,850℃まで上昇,60分以上係留	1.2	練和からプレスまでの時間が短い.強度が高い.
セラベティキャスト&プレス	松風	10.0(2時間後) 16.0(850℃)	手練和30秒 真空練和60秒	9	20	埋没後20分,850℃で45分以上	室温から約1時間かけて850℃まで昇温し,45分以上係留	0.9	プレス,メタルに使用可能.
イニシャルプレスベスト	ジーシー	2.0(30分後) 24.0(850℃) 13.0(冷却後)	手練和30秒 真空練和60秒	10〜10.5	22.7	埋没後30分,850℃で45分以上	―	総膨張2.2(100%),1.6(希釈率50%)	焼却後の強度が高い.
TDベストプレス	日本歯科商社	24.0(850℃) 13.0(冷却後)	手練和30秒 真空練和60秒	10〜10.5	22.7	埋没後30分,850℃で45分以上	―	総膨張2.2(100%),1.6(希釈率50%)	焼却後の強度が高い.
プレスVESTspeed	Ivoclar Vivadent	12〜18	真空練和150秒	9〜14	27	埋没後30〜45分,850℃で45分以上	―	0.8〜1.3	強度が高い.
プレスVEST	Ivoclar Vivadent	2.5〜	手練和20秒 真空練和60秒	7〜13(希釈率50%)	22	埋没後60分以上	埋没後60分以上室温から250℃まで5℃/分(30分以上係留)後,5℃/分で850℃まで上昇,60分以上係留	1.35〜1.65(希釈率50%)	希釈率は50%を下回らない.加圧埋没は避ける.

作業編

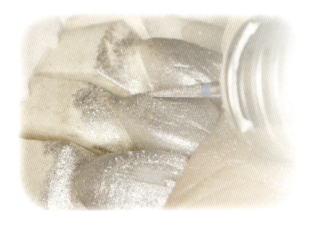

作業編

模型製作
印象の取り扱い

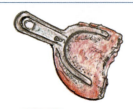

アルジネート印象

アルジネート印象は，大気中に放置すると離液によって大きく変形します．保湿ボックスで保存しても，離液を防止することは難しいといわれています．一方で，水中に浸漬すると，膨潤により変形してしまうこともわかっています．
アルジネート印象で正確な模型を得るために，アルジネート印象材専用の除菌・固定液に一定時間浸漬します．

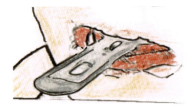

印象採得
アルジネート印象は，口腔内で完全に硬化するまで術者がしっかりと固定していることが重要です．印象後は，寒天がマージン部を正確に再現しているか，不具合がないかを目視で確認します．

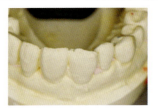

硬化前に印象から手を離してしまい，印象が浮き上がってしまったために模型が変形しています（前歯切縁部）．

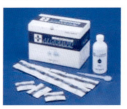

除菌・固定液への浸漬
アルジガード（デンツプライ三金）
印象を流水下で2分以上洗浄し，唾液や血液を十分に洗い流した後，アルジネート専用の除菌・固定液に1時間ほど浸漬します．
（同社HPより）

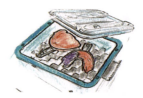

石膏の注入
固定液を水洗いし，水分をできるだけ取り除いた状態で石膏を注入します．石膏を注入した印象は，乾燥を防ぐために保湿ボックス中で硬化させます．硬化が終了したら，すみやかに印象から撤去します．

シリコーンゴム印象

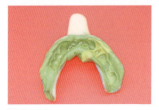

精密印象
印象撤去時の応力緩和と，印象材の硬化反応時に発生するガスによる石膏表面の気泡発生を抑えるため，石膏の注入は印象採得後1時間以上放置した後に行います．

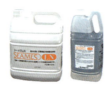

シーメスLN（日本歯科商社）
印象材を流水下で十分洗浄した後，10〜15分ほど除菌します．
（同社HPより）

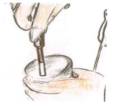

石膏の注入
低膨張の超硬質石膏を，標準混水比を厳守して手練和を15秒，真空撹拌を45〜60秒行い，バイブレーターで注入します．界面活性材を使用すると，スムーズに注入できます．

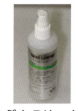

いぶきクリーナー（デンタルアルファ）
シリコーンゴム印象に石膏を注入する際の界面活性材で，気泡のない滑沢な面が得られます．

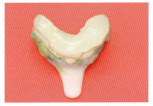

石膏の撤去
石膏の硬化後（60分以上），印象から撤去します．印象に注入したまま長時間放置すると，印象に接する部分の乾燥が遅れるため，わずかですが硬化膨張が大きくなってしまいます．

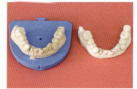

複模型の製作
シリコーン印象のメリットとして，1つの印象から複数の模型を製作できることが挙げられます．その際には，石膏の撤去から45分以上経過してから2度目の注入を行います．石膏の撤去時に発生する応力を緩和することが目的です．

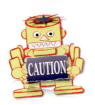

注入する石膏の色は補綴装置の色調にも影響を与えます．白い石膏では鮮やかに，茶色い石膏ではくすんで見えてしまうので注意が必要です．

ジロフォームシステムの使用

模型には単一式模型，副歯型式模型，歯型可撤式模型などがありますが，プレステクニックでは主に歯型可撤式模型を使用します．ジロフォームシステムは特殊な機器を要しますが，精密な模型を製作できます．

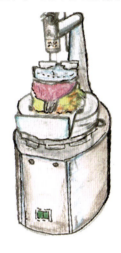

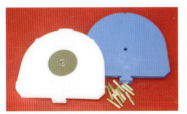

ジロフォームシステム（白水貿易）
専用のプラスチックプレートにダウエルピンと同じサイズの穴を開けることができます．

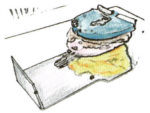

石膏注入とダウエルピンの植立を同時に行うことができ，精密な模型を短時間で製作できます．

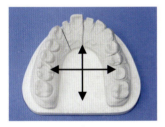

通常のダウエルピンによる歯型可撤式模型は，二次石膏注入の際に歯列模型が吸水膨張を起こし，二次石膏の硬化膨張も起こって正確な位置関係を再現できません．

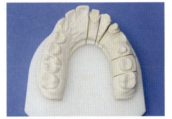

ジロフォームシステムでは，印象への石膏注入時の硬化膨張は生じますが，膨張による寸法の狂いはダウエルピンへのテンションとして発生するため，分割することでその誤差が補正されます．この効果は，隣在歯とのコンタクトの調整，ブリッジにおける支台歯の位置関係の精度において実証されています．

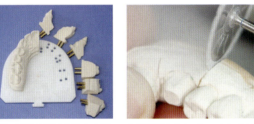

歯列模型全体をプレートから外し，ダイヤモンドディスクなどを用いて分割します．マージン部が近接しているような場合は，基底面のほうから分割します．

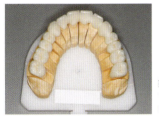

鑞付けが行えないジルコニアのフルブリッジなどにもジロフォームシステムは適しています．

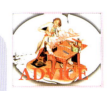

複模型での最終確認
ジロフォーム模型で調整したコンタクトの状態を複模型（単一式模型）でも確認することで，口腔内での調整を少なくすることができます．一般的なダウエルピンの模型ではコンタクトがきつくなりますが，ジロフォーム模型では歯列模型上でもほとんど同じ強さになります．

作業編

ワックスアップ

スペーサーの塗布

ワックスアップの前準備としてスペーサーを塗布します．スペーサーの塗布には，①模型上で適合を確認するときの調整量を少なくする，②セメントスペースを確保する，という2つの目的があります．目的により，剥がしやすいタイプのものや，スペーサーの厚みをコントロールしやすいものを選択しましょう．

インレー，アンレー，ラミネートベニアの場合

インレー，アンレー，ラミネートベニアでは，剥がせるタイプのスペーサーを使い，プレス後の調整のことを考慮してスペーサーの厚みをコントロールします．

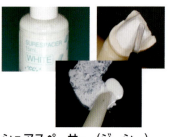
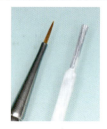
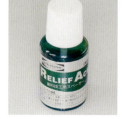
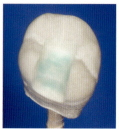

シュアスペーサー（ジーシー）
1回塗りの厚みが10μmと薄く，重ね塗りすることで厚みを調整できます．剥がせるタイプのため，プレスの際の内面の微細な性状をリリーフでき，適合が容易になります．
使用するときは，ガラス練板上に出したものをスパチュラでよくかき混ぜ，濃度が高いときは水で薄めます．細かなところは専用の筆では塗布できないので，先の細い筆を使用します．

リリーフエース（デンタルアルファ）
剥がせるタイプで，1回塗りの厚みは約20μmですが，水溶性のため水で濃度を調整して厚みをコントロールすることが可能です．硬化がやや遅いため操作に余裕がありますが，隅角の部分が流れやすいので，ドライヤーの温風で乾燥を早めて使用します．

内面の調整の際に当たりが出やすいところにはスペーサーを多めに塗布してリリーフしておくと，プレス後の調整が容易になります．

クラウン，ブリッジの場合

クラウン，ブリッジは外側性でマージン部の形態が単純なため，ほとんどの場合は埋没材の膨張のコントロールによりメタルに匹敵する適合が得られます．したがって，スペーサーの用途は装着時のセメントスペースの確保であり，目的の厚みを確実に設定できるタイプのものを使用します．

スペーサーの塗布法

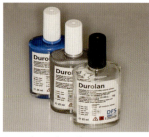
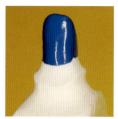
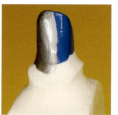
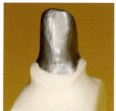
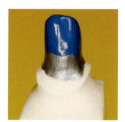

Durolan（DFS）
ブルー（5μm）
シルバー（15μm）
シンナー（薄め液）

ブルー（5μm）を塗布します．

シルバー（15μm）を加えて軸面は20μmにします．

軸面は20μm，マージン部は15μmの状態です．

歯冠部1/2はブルー（5μm）を加えて25μmに設定します．

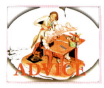

P.82でさらに詳しく

スペーサーを利用した調整のポイント
インレー，アンレー，ラミネートベニアでは，スペーサーを剥がすと塗布していなかったところが接触します．接触部をマークし，ダイヤモンドポイントで削除すると少しの調整で適合します．

ステイン法のワックスアップ

ワックスアップは，プレステクニックを審美的に成功させるために最も重要な作業です．マージン部はもちろん，溝や窩の作業もマイクロスコープ下で行います．

プレステクニックに適したワックスの条件

埋没材の焼却温度で完全に焼却し，残渣を残さないことが最低限必要な条件です．そのうえで，形態がみやすい，カービングがしやすいなどの点を重視して選択します．マージン部には，溶解温度や熱膨張率の低いマージン用ワックスを使用します．

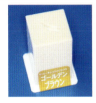

キュービックワックス（ジーシー）
作業用模型と似た色調のため，形態を再現するときの色調的な錯覚（膨張感，縮小感）を防ぐことができ，正確な形態を与えやすくなります．溶解温度が低めなので変形も少なく，マージン部にも使用可能です．

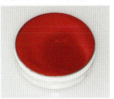

トーワックス（Yeti）
溶解温度が低く変形が少ないので，マージン部の処理に使用します．

インレー，アンレーのワックスアップ

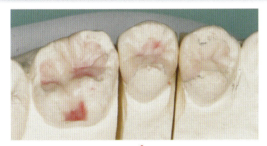

インレーのワックスアップ
インレーはマージン部の形態が複雑なため，残存歯質に移行的に形成するのが非常に難しくなります．マージン部がオーバーしてしまうと，長さだけでなく厚みも出てしまうので，フィニッシュラインに沿うようにマイクロスコープでよくチェックします．リーマーに巻きつけた綿花にベンジンを少量つけたものでバニッシュすると，マージン部をきれいに処理できます．その後は必ず，綿花に少量のワックス分離材をつけたもので表面を滑沢に研磨しておきます（P.28参照）．咬頭内斜面部は，咬頭傾斜の角度によっては薄くなってしまうため（P.29参照），いったん移行的に形成した後，その部分のみマージン部の厚みを追加修正してプレスミスを防ぎます．

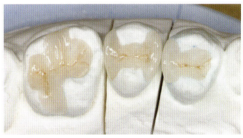

完成したインレー（OPC）
正確なワックスアップと，埋没材の膨張の適切なコントロールが，適合のよいインレー製作のためには不可欠です．
（写真提供：林貴世彦氏）

クラウン，ブリッジのワックスアップ

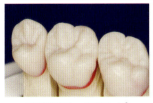
臼歯部のワックスアップ

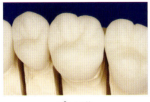
プレス後

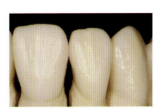
前歯部のワックスアップ

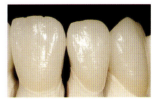
グレージング後

ステイン法におけるワックスアップは，プレスによって精密に再現されるので，細かな部分まで再現する必要があります．解剖学的な形態を忠実に再現することで，審美的な修復が行えます．

作業編

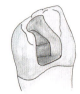

インレー，アンレーの窩洞形成とワックスアップの例

インレー，アンレーのワックスアップは残存歯質と移行的に形成する必要があります．窩洞形成が適切だと，窩縁に薄い部分ができることなくワックスアップが行えます（P.18参照）．

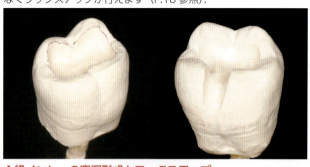 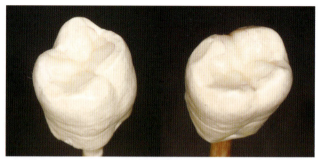

Ⅰ級インレーの窩洞形成とワックスアップ
線角や点角は丸みをおびた形態とし，窩縁斜面は形成しないようにします．対合歯との咬合接触部にはマージンを設定してはいけません．

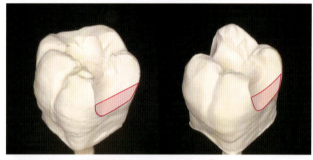 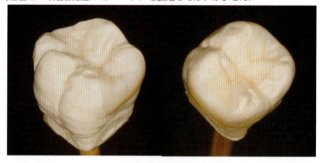

Ⅱ級インレーの窩洞形成とワックスアップ
隣接面にも形成が及ぶときは，スライス面ではなく咬合面と90°に近くなるように形成し，また咬合圧のかかる辺縁隆線のマージン部はショルダー形態にします．

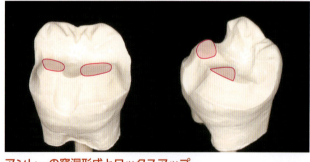 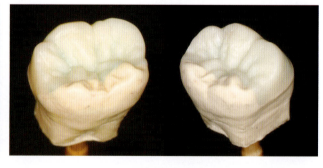

アンレーの窩洞形成とワックスアップ
頰側の咬頭部は，咬合圧に抵抗できるように水平に形成します．また，対合歯と接触する部分は2mm，小窩部分は1mmの厚みを与えます．

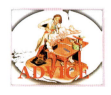

臼歯部の咬合面の研磨
リーマーなどの先端が細いものに綿花を巻きつけ，少量のワックス分離材をしみ込ませたもので溝や窩の最も深い部分を滑らかにします．

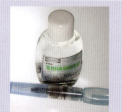

シーサバリア（デンタルアルファ）
石膏模型，メタルなどとワックスの分離材として使用しますが，ワックス表面の研磨にも使用できます．

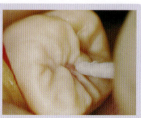

溝や窩がスムーズな面となるようにマイクロスコープ下で研磨します．

ワックスアップ

不適切なインレー，アンレーの窩洞形成とワックスアップの例

窩縁斜面だけでなく，隣接面のスライス面も不適合や破折の原因となってしまいます．必ずボックス形成を行い，バットジョイントにしましょう．

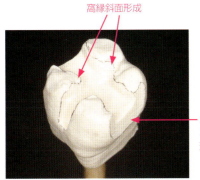

窩縁斜面形成

スライス面
（ナイフエッジ形態）

不適切な窩洞形成
スライス面，窩縁斜面などが形成されたⅡ級インレーの模型．フィニッシュラインがシャープに描けていません．

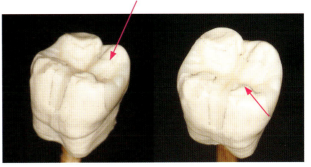

不適切な窩洞形成でのワックスアップ
窩縁斜面が形成されているとマージン部の厚みが十分に取れないため，フィニッシュラインにぴったりのワックスアップをしても，フィニッシュラインが透けてしまいます．このまま埋没すると，マージン部が薄すぎてプレスで再現できないこともあります．

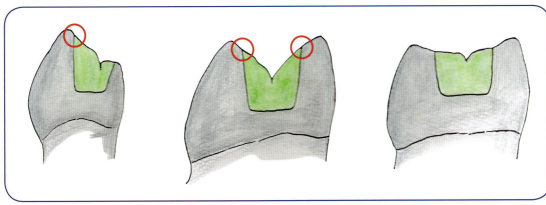

咬合面の鋭利な形態
咬合面のマージン部はワックスアップの際に注意が必要です．窩縁斜面が付与されていなくても，咬頭内斜面は移行的に形成するとマージン部が鋭角になってしまい，プレスミスや調整時の破折が生じることがあります．

鋭利な形態のワックスアップ
咬頭内斜面などの鋭利な部分は，プレスミスを起こさないようにワックスを追加修正して厚みを確保します．プレス後，マージン部の厚みをもたせた部分の調整はチッピングを起こさないように注意して，マイクロスコープ下で慎重に行います．

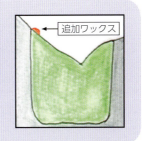

追加ワックス

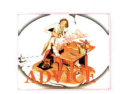

P.41 さらに詳しく

作業編

レイヤリング法のワックスアップ

レイヤリング法では，強度を最優先に考えながら審美性を得られるようなカットバックを行うのがポイントです．

クラウンのワックスアップ

歯冠外形を回復し，そこからレイヤリングに必要なスペースをカットバックします．フレームの厚みは最低でも 0.8mm 必要であり，それ以下になってしまうとプレスの失敗やフレームの強度不足を招いてしまうので，ワックス用のメジャリングデバイスで確認しておきます．舌側は，前歯では 1mm 以上のサポート形態をつけ，咬合との関連でサポート形態をデザインします．

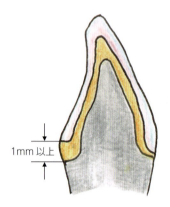

前歯の基本的なフレームデザイン
厚みは 0.8mm 以上，舌側のサポートは 1mm 以上必要です．

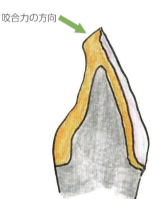

前歯でも切端咬合などの咬合関係の場合は，舌側のサポートを切縁寄りに延ばすことがあります（P.111 参照）．

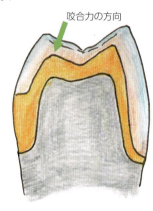

臼歯の基本的なフレームデザイン
上顎臼歯では，舌側咬頭が咬合力を受けるため，舌側のサポートを舌側の最大豊隆部より咬合面寄りに設計します．咬合面のフレームの厚みは 0.8mm 以上にすることはもちろん，咬合面の形態に沿った形で強度を最大限に優先してカットバックします．

前歯クラウンの基本的なフレームのワックスアップ

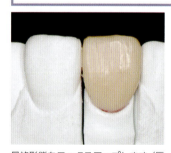
最終形態をワックスアップします（唇側）．

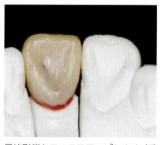
最終形態をワックスアップします（舌側）．

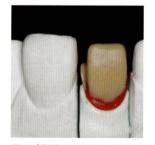
厚みが最低でも 0.8mm になるように，歯冠形態に沿った形態にカットバックします（唇側）．

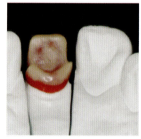
舌側は 1mm 以上のサポートを残した形態にカットバックします．

色調の再現性を重視するあまりフレームの厚みを薄くしすぎたり，部分的に薄い部分ができてしまった場合，ポーセレン焼成時にクラックが発生してしまうことがあります．これは，フレームにかかる応力に対してポーセレンが耐えられないためです．極端に薄い部分（0.1mm）ができないように注意しましょう！

P.88 さらに詳しく

ワックスアップ

ブリッジのワックスアップ

ブリッジのワックスアップでは，連結部の大きさと形態の設計がポイントです．規定のサイズを満たすことはもちろん，清掃性，審美性にも配慮したうえで，できるだけ大きくデザインしましょう．
連結部の大きさは，前歯部では 3.9mm × 3.9mm，臼歯部では犬歯－第一小臼歯は 4.5mm × 4mm，第一小臼歯－第二小臼歯は 5mm × 4mm 以上とし，できるだけ四角形に近い形で，鋭利な部分がない形態が望まれます．

欠損部の大きさと連結部の形態

連結部はできるだけ四角形に近い形で，鋭利な形態にしないことが重要です．

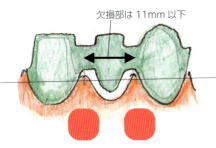

欠損部は 11mm 以下

前歯部の連結部の大きさ
3.9mm × 3.9mm

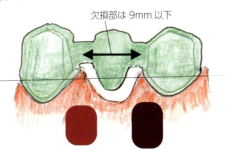

欠損部は 9mm 以下

臼歯部（犬歯－第一小臼歯）
4.5mm × 4mm

臼歯部（第一小臼歯－第二小臼歯）
5mm × 4mm

前歯部ブリッジの基本的なフレームのワックスアップ　OPC3G HS による前歯部ブリッジの例

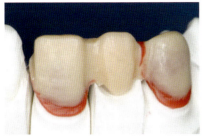

軸面の厚みは 0.8mm 以上必要です．

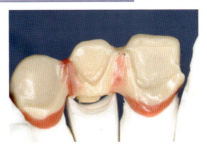

舌側のサポートは 1mm 以上残します．

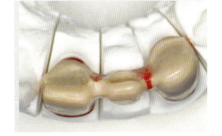

連結部の大きさは 3.9mm × 3.9mm 以上とします．

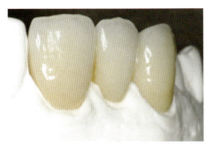

唇側面は審美性を考慮します．

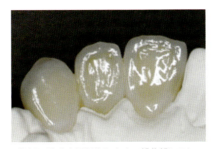

舌側面は強度を最優先します．部分部にフレームが露出します．

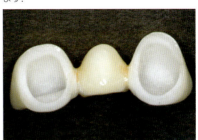

粘膜面は清掃性を考慮します．

作業編

スプルーイング

ワックスパターンの埋没位置はプレスの成功，失敗に大きく影響します．基本的なルールを守りましょう．

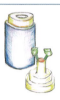

スプルー線植立の基本ルール

スプルーは軟化したセラミックスが押し込まれていく通路であると同時に，プレスされたものが冷める際に押し湯とつなぐ部分でもあるため，短いほうが有利です．
① スプルー線は直径3〜3.5mm，長さ5〜6mmにします．
② スプルー植立は基本的に一直線にします．
③ ワックスパターンの肉厚部に植立します．
④ 複数植立する場合は，マージン部の高さをそろえます．

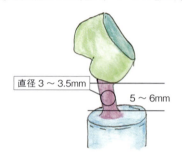
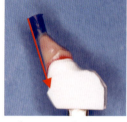
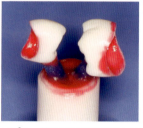
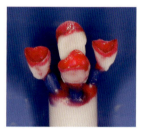

スプルーはマージン部の遠いほうに向かって一直線に設定します．

スプルー線は肉厚部に設定します．

複数植立する場合は，マージン部の高さがそろうようにします．

スプルー線植立の応用

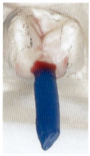
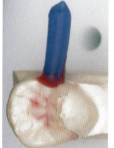
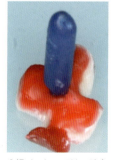
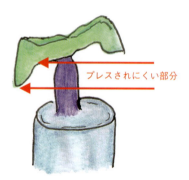

Ⅱ級インレーのMO，MODなどは，咬合面の形態を崩さないように隣接面にスプルーイングします．隣接面の大きさが直径3mmのスプルーより狭い場合は，直径2mmのものに変更するか，先を細く絞って植立します．

Ⅰ級インレーでは，咬合面の形態を崩さないように，内面の窩底の平坦な部分で，あとで調整しやすいところに植立することもできます．

プレスの際，押し湯に近い部分は最後に満たされるため，なめられる可能性があります．その部分が薄かったり，長い場合は，咬合面に植立します．

コンタクトエリアの調整の仕方

ステイン法でインレーを製作する場合，ワックスパターンで正確なコンタクトエリアを与えると，セラミックスに置き換わった時点ではほぼワックスと同じ状態で接触しますが，ステイン焼成が終了した時点では20〜30μmコンタクトがきつくなります．インレーどうしがコンタクトする場合には，両者の合計で40〜60μmもきつくなってしまいます．そこで，ステイニング，グレージング前に10μmの咬合紙が抜ける状態に調整しておくと，焼成後，仮に厚みが増したとしても10μm程度の調整で済みます．インレーが連続している場合は，一方を完全に仕上げた後，同じように調整します．

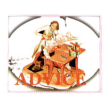
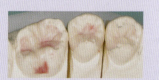

Ⅰ級，Ⅱ級インレーのコンタクト

スプルーイング

ブリッジのスプルー線植立の基本ルール

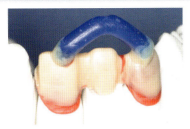
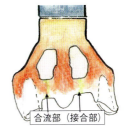

合流部（接合部）

ブリッジのスプルーイングはできるだけU字形になるようにし，ポンティックの部分には植立しないようにします．両側の支台歯部分から押し込まれたセラミックスが，ポンティックの中央部で合流します．

ブリッジのスプルーイングでポンティックの部分にも植立した場合，両側の支台歯とポンティックから押し込まれたセラミックスが合流する連結部でセラミックスの接合部ができてしまいます．ポンティック部に比べて連結部は断面積が小さいうえ，接合部が2カ所できてしまうというリスクが生じてしまいます．

リングとワックスパターンの位置関係における注意点

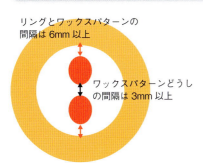

リングとワックスパターンの間隔は6mm以上
ワックスパターンどうしの間隔は3mm以上

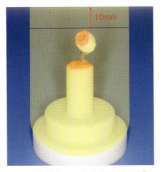
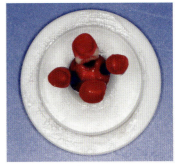

リングとワックスパターンの間隔は6mm以上，ワックスパターンどうしの間隔は3mm以上設けます（ただし，埋没材によっては，6mmではクラックがはいってしまうものもあるので10mm以上あればベストです）．

ワックスパターンの上端とリングの上端は10mm以上のスペースを設けます．

複数のワックスパターンを同時に埋没する場合，ワックスパターンの大きさや量によっては100gリングで対応できない場合があります．

ワックスパターンの重量と使用リング，ペレットの数

ワックスパターンの計量を行い，セラミックスとワックスの比重よりプレスに必要なリングの大きさとペレットの量を決定します．

ワックスパターンの重量	使用リング	ペレット数
0.5g以下	100gリング	1ペレット
0.5～1.0g	200gリング	2ペレット

（OPC3G HGの場合）

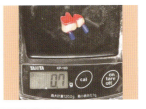

200gリングを使用する場合，鋳型の加熱には十分注意しましょう．急速加熱タイプの埋没材を使用した場合，所定時間の目安である60分間加熱しても十分に加熱されずに「なめられ」を起こしてしまうことがあります．

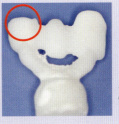

200gリングの加熱不足によるなめられ

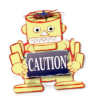

作業編

埋没

プレステクニックにおけるプレスはリングレスで行うのが一般的です．そのため埋没材のクラックは致命傷となります．クラックの発生を起こさない埋没材を選び，正しい埋没材の取り扱いを心がけましょう．

リン酸塩系埋没材での埋没

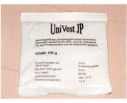

ユニベスト JP（ペントロンジャパン）
強度，適合性に優れる．

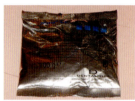

レマ CC（Dentaurum）
経済性に優れる．

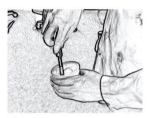 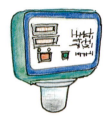

練和
粉と液が均一になじむように手練和を丁寧に行います．メーカー指定の時間を厳守し，その後，真空練和機で撹拌します．

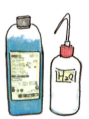

埋没材と専用液の保管方法
用途にあわせて2種類の埋没材を使いわけています．温度管理に気をつけ，専用液は6℃以下にならないように注意します．専用液の希釈には必ず蒸留水を使用し，埋没のたびに希釈するようにしましょう．

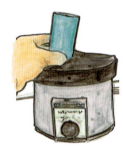

バイブレーター作業
リン酸塩系埋没材は振動を与えすぎると粒子が沈殿してしまい，下層と上層で組成が違ってしまうため，クラック発生の原因になることがあります．流した埋没材の表面が平らになったら，振動を与えるのを止めます．

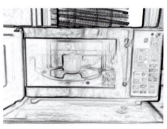 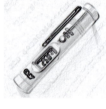

埋没材と専用液の使用方法
使用時には電子レンジを利用して埋没材と専用液を25℃に調整します．埋没材と専用液の温度コントロールは重要です．特に，冬は室温が低いので注意しましょう．

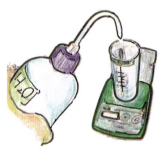

混液比の調整
専用液の濃度を調整し，膨張をコントロールすることで適合を調整します（P.21参照）．

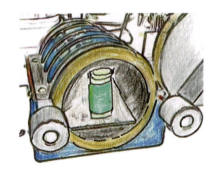

加圧埋没
埋没を終えたら，5気圧程度の圧をかけた状態で硬化させます．加圧埋没を行うと，気泡が丸く小さくなるので，内面に入ってしまった気泡の除去が容易になります（埋没材によっては，加圧埋没を禁止しているものもあります．取り扱い説明書に従いましょう）．

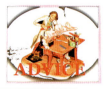

P.70 さらに詳しく

> 真空練和機の種類によっては手練和の工程がプログラムできるものもありますが，そうでない場合は安定した埋没材の組成を得るために手練和は重要な工程です．

埋没

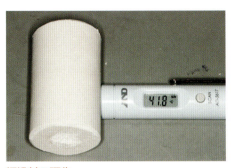

埋没材の硬化
練和開始から指定の時間硬化させた後，リングから取り外し，基底面を調整します．室温が低すぎたり，温度の低い専用液を使用した場合，初期硬化が遅れてしまい，所定の時間が過ぎても硬化が不十分で反応熱が出ない場合があります．そのような場合は，その後も十分な強度を発揮せず，プレスの際にクラックを発生しやすくなります．

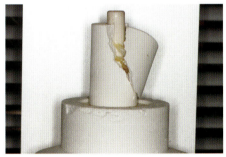

埋没材の硬化不足による埋没材のクラック

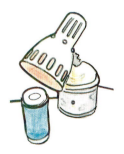

埋没材の硬化を促進するための簡単な方法
白熱灯などを利用して埋没材の周りを高温にすることで，埋没材の硬化を促進します．こうすることで強度の低下を防止できます．

埋没材の加熱法

急速加熱法（クイック法）
埋没後，所定の時間が経過したら，あらかじめ設定温度まで上昇させておいたリングファーネスに直接入れる方法です．所定の時間を過ぎてしまってから（たとえば，埋没後15分でリングファーネスに入れることを基本とする埋没材の場合は30分を過ぎてしまってから）入れると，埋没材にクラックを生じてしまうことがあるので注意が必要です．厳密に「何分を過ぎたら」ということは難しいですが，メーカーによっては取り扱い説明書に記載してあります．目安として，硬化熱が完全になくなってしまったら急速加熱は行わないようにしています．
複数のリングを埋没した場合は，埋没後に所定時間内にリングファーネスに入れ，プレスの順番がくるまでリングファーネス内で係留しておきます．リン酸塩系埋没材の温度を下げたり上げたりすることはクラックの発生の原因となるため，850℃付近で長く係留します．一般には禁忌とされていますが，経験的にはリスクはないと考えます．

ステップ加熱（ナイト法）
埋没材指定の加熱スケジュールで加熱していく方法です．加熱スタートからプレス開始までの時間が長くかかってしまいます．プレスのスケジュールに合わせて，埋没作業のタイミングを調整するのが理想的と考えています．

温度（℃）	時間（分）
100	60
400	120
600	60
850	60

（ユニベスト JP の場合）

埋没後の保存法
埋没した翌日に加熱を行う場合には，埋没材が乾燥しないように保管しておきます．

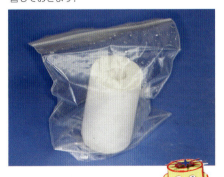

プレステクニックではリン酸塩系埋没材を使用します．専用の埋没材を使用する場合は取り扱い説明書を順守しますが，ほかのメーカーの埋没材を使用することも組み合わせによっては可能です．その際には，スプルーイングの方法などを少し変えなければならない場合もあるので注意が必要です．

P.21 さらに詳しく

プレス工程

リングファーネスでの加熱

プレス工程の前準備として，リングファーネスでの加熱は重要なポイントです．リング全体が目的の温度に達するようにしっかり加熱しましょう（P.35 参照）．

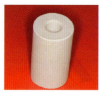

リングファーネスで埋没材中の不純物を焼却することに加えて，プレスに必要な温度に全体を加熱することがプレステクニック成功の第一歩です．

リングの大きさ	リングの個数	係留時間（分）
100g リング	1 個	45
100g リング	2 個	60
100g リング	3 個	75
200g リング	1 個	60
200g リング	2 個	90
200g リング	3 個	120

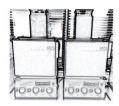

リングファーネスの温度
通常，リングファーネスの温度校正は行わないことが多く，表示温度と実際のファーネス内の温度は一致していないことがほとんどです．埋没材が所定の温度に達していないとプレス失敗の原因となるため，注意が必要です（少し高めに設定する）．

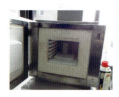

ワックスパターン焼却時の注意点
ワックスパターンの焼却を完全に行うためには，リングファーネス内に酸素が必要です．焼却の途中で蓋を開けて酸素を入れましょう．急速加熱の場合，15 分後に蓋を開けて 30 分後にはリングを上向きにします．

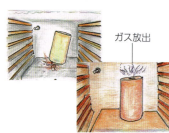

ガスの抜き方
はじめはワックスが流れやすいように湯口を下に向けておき，その後は，ガスが逃げやすいように湯口を上向きにして加熱しましょう．

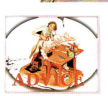
P.70 さらに詳しく

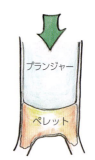
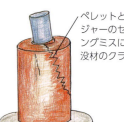

ペレット（インゴット）のセッティング
ペレット（インゴット）とプランジャーをセッティングします．ペレットは，埋没材に囲まれた外側から加熱され軟化していくため，埋没材が十分に加熱されていないと軟化不足となり，埋没材のクラックやプレスミス（なめられ）を起こしてしまいます．

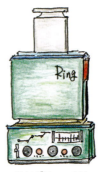

リングファーネス　→　移動はできるだけ短時間で　プレスファーネス

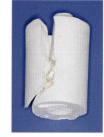

リングファーネスとプレスファーネスの距離
リングファーネスとプレスファーネスの距離が遠すぎると，移動の際に鋳型が冷めてしまい，プレスファーネス内で再加熱するときにクラックが生じてしまいます．

鋳型の再加熱はクラックの発生を招きます．リングファーネスでの加熱後，ペレットとプランジャーのセッティングおよびプレスファーネスまでの移動は，できるだけ短時間でスムーズに行いましょう．

プレス工程

プレス

プレススケジュールの設定がプレスの成否を決定します．使用するプレスファーネスの特徴を理解したうえで，最適のスケジュールを設定しましょう．

Austromat 654 press-i-dent（DEKEMA）と IPS e.max プレス（HT）を使用する場合の設定

スタート温度
700℃：850で係留された鋳型がプレスファーネスにセットされるとき，鋳型の温度は約700℃ぐらいです．

真空値
MAX：マッフル内の真空の度合．ペレット内部に気泡を発生させないようにするため，最高レベルでの設定を行います．

昇温速度
60℃/分：1分間で60℃温度を上昇させます．700℃のスタート温度から4分弱でプレス温度の920℃まで達することになります．

加熱温度
920℃：ペレットを軟化させるための温度．

加熱時間
15分：ペレット全体を均一に軟化させるのに必要な係留時間．

プレス圧
226N（約23kgf/cm^2）：ペレットを鋳型内に圧入するための圧力．鋳型の強度を考慮して設定します．

プレス時間
2分：プレス圧を持続する時間．設定したプレス圧に達した時点（軟化したセラミックスがほぼ全体にいきわたったと判断された状態）からのプレス圧の持続時間なので注意が必要です．

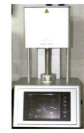

Austromat 654 press-i-dent (DEKEMA)

プランジャー／鋳型／焼成台／セラミックプレート

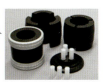
複数のプランジャーを同時にプレスできる埋没システム

機械圧によるプレスシステム

一般的な圧縮空気を用いるプレスファーネスと違い，焼成台ごとプレスリングを所定の圧力で押し上げ，ファーネス内天井部のセラミックプレートとプランジャーが接することで軟化したセラミックスが圧入されていく仕組みになっています．そのため，専用の埋没システムを使用すれば最大で3本のプランジャーを設定でき，ジルコニアオンプレスやメタルオンプレスのケースでは大型ブリッジのプレスも可能です．設定したプレス圧の範囲内で自動的にプレス圧を調整するため，圧がかかりすぎる失敗は起こりません（P.20参照）．

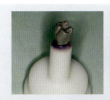
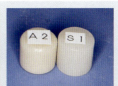

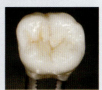

プレスした押し湯側　プレス後のスプルー

色違いのペレットのプレス
鋳型にふれる部分はS1で満たされ，その内側にA2のペレットが圧入されています．

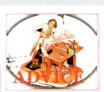

プレスファーネスのスケジュールの設定によって，プレス体の良し悪しが決まります．プレスミスは避けたいですが，反応層の少ない理想的なセラミックスを得るためには，できるだけ加熱温度は低く，プレス時間は短くすることがポイントになります．

P.86 さらに詳しく

作業編

掘り出し

鋳型が完全に室温まで冷めたら，プレス体を掘り出します．この作業のほとんどはサンドブラスターを使用して行います．

ディスポーザブルプランジャーの場合

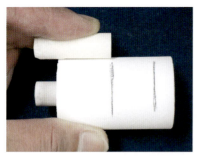

予備のプランジャーでプランジャーの先端の位置をマークします．鋳型の底面から8mmの部分にもマークします．

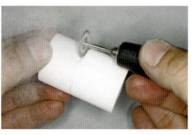

両面のダイヤモンドディスクでラインに沿ってカットします．

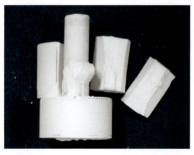

押し湯とスプルー，プレス体の部分のみが埋没材で覆われた状態にします．

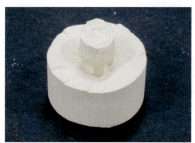

スプルーがみえたら，ダイヤモンドディスクでカットします（P.58参照）．

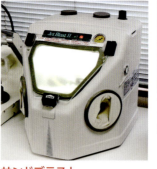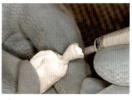

サンドブラスト
プレス体がみえるまで4気圧でサンドブラストします．

プレス体がみえたら，2気圧以下に圧力を下げて，プレス体表面の埋没材を除去します．

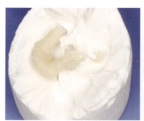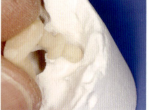

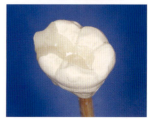

掘り出しの失敗
MODインレーなどの掘り出しの際に押し湯側からサンドブラストを行い，押し湯とスプルーの接合部でスプルーカットを行わずにサンドブラストを続けると，途中でインレーの一部だけが埋没材に覆われてしまう形になってしまうため，外力が加わるとインレーにクラックが発生してしまうことになります．インレーの全体が埋まっている状態で，押し湯近くでスプルーをカットしてからサンドブラストを行うようにしましょう．

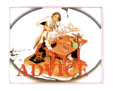

e.maxシステムの場合，専用のアルミナプランジャーに分離材を塗布すれば，鋳型が冷めたときにプランジャーを引き抜くことができるので，掘り出しが容易に行えます．

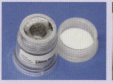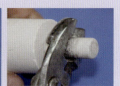

掘り出し / 反応層の処理

反応層の処理

二ケイ酸リチウムのセラミックスは，プレスの際に埋没材と触れる部分が「反応層」という膜で包まれてしまいます．

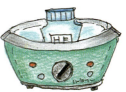

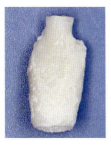

反応層の付着
二ケイ酸リチウムのセラミックスは，プレス体の表面に埋没材が焼きついた反応層ができます．

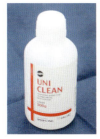

フッ化水素酸溶液による酸処理
反応層は希釈したフッ化水素酸溶液で酸処理します（フッ化水素約0.06％）．

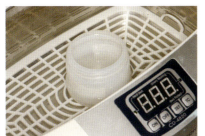

超音波洗浄
15分間酸処理します．長時間の酸処理は表面の粗れ，マージン部の損失を招くこともあります．

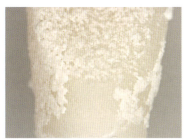

酸処理後の反応層
酸処理によって埋没材が溶解され，膜が浮き上がったような状態になっています．

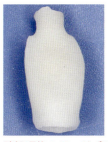
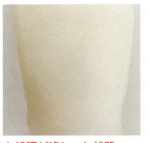

酸処理後のサンドブラスト処理が終わった状態
反応層がすべて取り除かれると，均質なセラミックスの面が現れます．

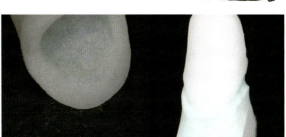

取り残された反応層
肉眼ではみにくいですが，適合のチェックをするためのスプレーを模型に吹きつけて適合させると，反応層が残っているところがマークされます（P.40参照）．

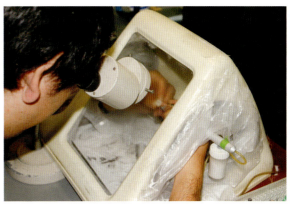

取り残された反応層の除去
マイクロスコープ下で，1気圧程度の弱い圧力で反応層を確実に除去します．

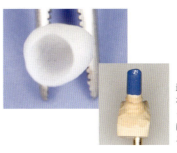

最終的に反応層がすべてきれいに除去された状態．青くマークされているところはスペーサーに接触しているところです．

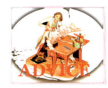

埋没材の選択，プレススケジュールの設定によって，反応層は少なくすることができます．緻密な結晶構造の埋没材を使用し，プレス時間を短くします．

P.86 さらに詳しく

作業編

調整

内面の調整

インレー，アンレー，ラミネートベニアの調整

口紅を使用した調整法

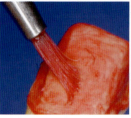
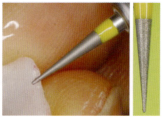

スペーサーを剥がした後，支台歯模型の接着面全体を口紅でコーティングし，試適します．

印記された部分を削除します．マージン部はチッピングしやすいので，必ずダイヤモンドポイント（マニーダイヤバースーパーファイン；モリタ）を使用します（P.82参照）．

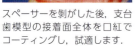

模型とインレーにシルバーパウダーを塗布するとインレーの浮き上がりがみやすくなります．

シールドテープを使用した調整法

（写真提供：安藤幸治氏）

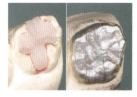

外側性と内側性の混合したものは，シールドテープを使った方法で強く当たる部分を確認できます（右欄参照）．

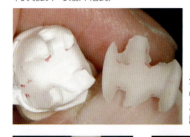

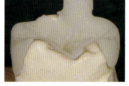
内面の調整前

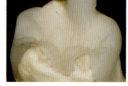
内面の調整後

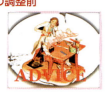
ADVICE

クラウン，ブリッジの調整

シールドテープを使用した調整法

（写真提供：安藤幸治氏）

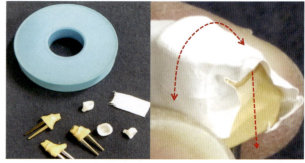

シールドテープを模型に薄く延ばしながらしっかりと巻きつけます．

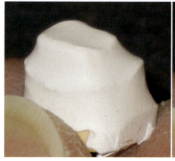
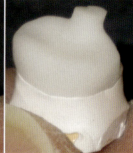

シールドテープの上から，クラウンを押し込むように挿入していきます．

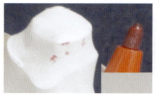
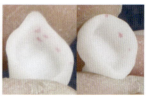

シールドテープの穴の開いた部分が強く当たっているところなので，その部分を水性ペンでマークします．

フレームの内面に水性ペンが印記されるので，その部分をダイヤモンドポイントなどで除去していきます．

適合の最終チェックは，オクルージョンスプレーを模型の表面に薄く吹きつけて確認します．反応層の取り残しがないかもチェックできます．

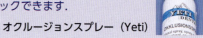

オクルージョンスプレー（Yeti）

調整

外面の調整

水冷式のエアタービンを使用した調整法

水冷式のエアタービンを使用すると，クラック発生の危険性が少なく，ダイヤモンドポイントとの組み合わせで効率よく作業することができます．

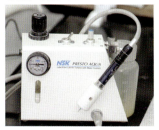

NSK PRESTO AQUA（ナカニシ）
技工用水冷式エアタービン

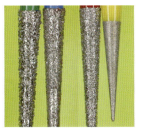

ダイヤモンドポイントは使用目的によって目の粗さの違うものを使い分けましょう（P.58 参照）．

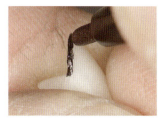

マージン部のマーク
マージンから 0.3 〜 0.5mm の幅を油性マジックでマークします．

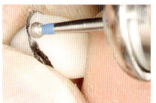

マージン部の調整
マニーダイヤバー（モリタ）のボールラウンドタイプで，0.1 〜 0.3mm の幅を残して調整します．

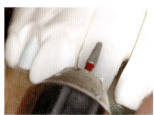

マージン部と軸面を移行的に調整します．

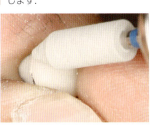

0.1 〜 0.3mm の幅でマークされたマージン部をラバー研磨します．

ハンドピースを使用した調整法

ハンドピースで調整する場合は，ダイヤモンドの微粒子を配合した専用の器具を使用し，注水しながら発熱を抑えるように慎重に行いましょう．

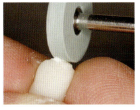

セラプロ♯ 8003（EDENTA）でスプルーの跡を削除します．回転数は 5,000rpm 以下で行います．

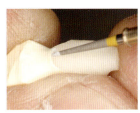

マニーダイヤバー スーパーファイン（モリタ）でマージン部を調整します．

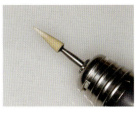

セラミック 958（EDENTA）
技工用ダイヤモンド研磨剤を使用する場合はおすすめです．マージン部の調整に使用します．回転数に注意しましょう．

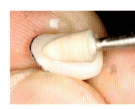

セラミック 955（EDENTA）で，マージン部と全体が移行的になるように調整します．回転数は 10,000 〜 12,000rpm で行います．

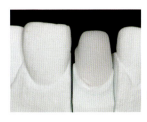

最終的に，マージン部先端を除き，50μm，2 気圧でサンドブラストします．

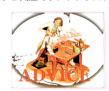

> レイヤリング法のフレーム形態においても，マージン部は幅 0.1 〜 0.3mm 程度のプレス面を残して調整します．これにより，マージン部の強度を得ることができます．

作業編

レイヤリング法

前歯部の築盛

OPC3G HS をフレームとして色調再現を行う方法を例として解説します.

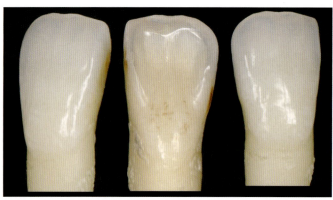

天然歯の色調
プレステクニックにおいて，レイヤリング法は最も色調の再現性が高く，天然歯の色調にあわせることも可能です.
（写真提供：村田秀夫氏）

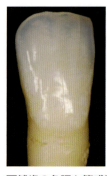 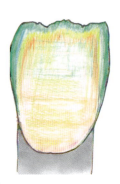 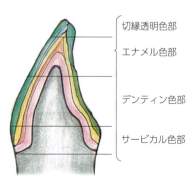

切縁透明色部
エナメル色部
デンティン色部
サービカル色部

シェードガイドで色調の選択が可能です

天然歯の色調と築盛図
天然歯の色調は，歯頸部から切縁にむかって4つのゾーンに分割して考えます．それぞれのゾーンは，2～4層のポーセレンが重なりあって色調として再現されます．それぞれの層で色調を確認し，次の層の築盛においては，透明度，色相，彩度，明度の各要素を微調整しながら色調を構成していきます．
（ピンク：プレスのフレーム，オレンジ：オペーシャスデンティン，イエロー：デンティン，ブルー：エナメル，グリーン：トランスルーセント）

レイヤリング法

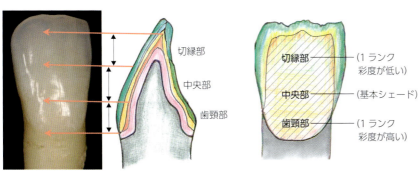

オペーシャスデンティンの築盛
オペーシャスデンティンで色相を調整すると，デンティンで調整する場合よりメタメリズム（条件等色）が起こりにくくなります．色調を正確にマッチさせるためには，歯頸部，中央部，切縁部に分けて捉えるとよいでしょう．

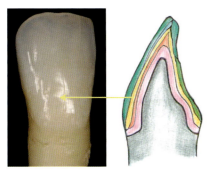

デンティンの築盛
歯頸部は，オペーシャスデンティン＋デンティンで色調を再現します．

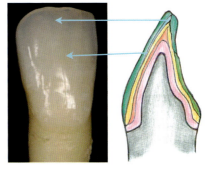

エナメルの築盛
中央部，切縁部は，オペーシャスデンティン＋デンティン＋エナメルで再現されます．

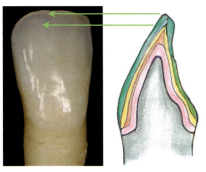

トランスルーセントの築盛
切縁透明色部は，デンティン＋エナメル＋トランスルーセントで再現されます．

※各表は透明度，色相，彩度，明度を調整するためのポーセレンパウダーの種類を示しています．

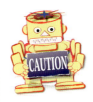

> レイヤリング法は色調の再現性が高いのでどのような色調にも対応できますが，築盛スペースが多いと，透明感が強くなりすぎて暗くなってしまうことがあるので注意しましょう．

作業編

前歯部レイヤリング法の製作ステップ

e.maxのフレーム上に，OPC3Gのレイヤリングポーセレンを築盛するステップを紹介します．

コアステインによる色調調整

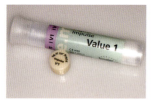

e.maxのV1をフレーム材として使用し，⌊1はA1，⌊2はA2，⌊3はA3のシェードを再現します．

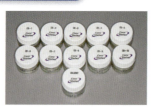

OPC3Gのコアステイン
OPC3Gはペレットの種類は1種類ですが，コアステインを薄く塗布することで色調をコントロールできます．これを応用することで，e.maxのV1によるフレームの色調をコントロールします．

OPC3Gのコアステインによるシェードの調整法

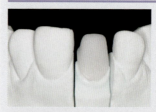

表面処理が行われたフレーム（OPC3G HS）

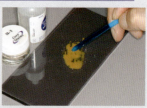

コアステインの練和
専用のステインリキッド，ユニバーサルステインリキッドを使用し，指定の混液比でよく練和します．

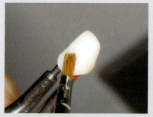

コアステインの塗布
乾いた平筆で表面に一層塗布します．その後，ティシュペーパーで筆についたステインと油分をきれいに拭き取り，乾いた状態の筆でフレーム上のコアステインを取り除くようにブラッシングします．

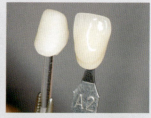

焼成後のフレームの色調
シェードガイドのA2の色調に近づいています．

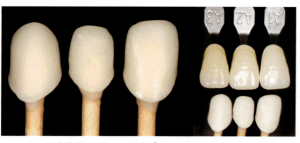

コアステインを使用すると，1回のプレスで3つの色調を再現することが可能で，効率よく仕事を進めることができます（コアステイン焼成後の状態．右から，A1，A2，A3）．

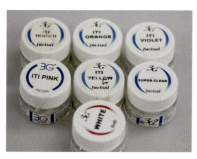

OPC3Gのレイヤリングポーセレンは熱膨張係数がe.maxとあうため，e.maxのフレームに築盛することができます（P.92参照）．

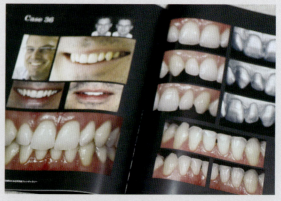

カラー写真のシェードテイキングを行いレイヤリングの計画を立てると，色調コントロールのトレーニングになります．
（写真は，大河雅之，片岡繁夫編：補綴臨床別冊/Anterior6 White&Pink Esthetics.）

P.92 さらに詳しく

ペレットとレイヤリングポーセレンは本来，システムで使用するのが理想的です．別々のシステムを組み合わせる場合には，実験と検証を十分に積み重ねて，技工操作中はもちろん，口腔内でもトラブルを生じないようにしなければなりません．

レイヤリング法

一次焼成 （Body + Clear での焼成状態）

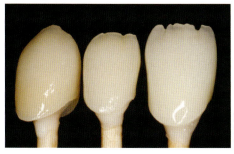

|1|：A1
|2|：A2
|3|：A3

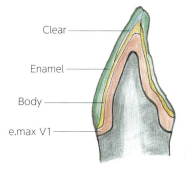

コアステインを使用しているためオペーシャスデンティンは使用していません．

|1

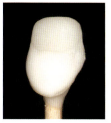 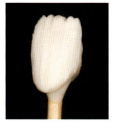 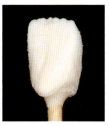 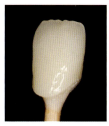 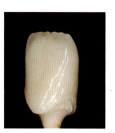

歯頸部：Body A2　　　中央部：Body A1　　　切縁部：Clear　　　焼成後（唇側）　　　焼成後（舌側）
（1ランク彩度の高い Body）

|2

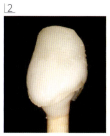 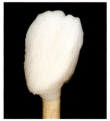 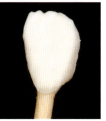 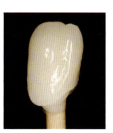 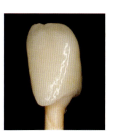

歯頸部：Body A3　　　中央部：Body A2　　　切縁部：Clear　　　焼成後（唇側）　　　焼成後（舌側）
（1ランク彩度の高い Body）

|3

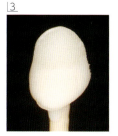 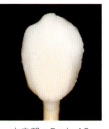 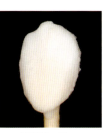 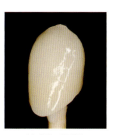 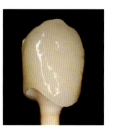

歯頸部：Body A3.5　　中央部：Body A3　　　切縁部：Clear　　　焼成後（唇側）　　　焼成後（舌側）
（0.5ランク彩度の高い Body）

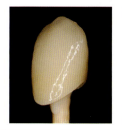 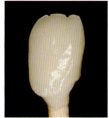 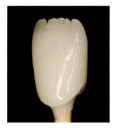

一次焼成後，切縁の形態をシャープに修正します．歯頸部から切縁部にかけて彩度と明度のグラデーション，透明度のグラデーションが再現されています．色調の確認を行い，色相，彩度，明度の調整が必要かどうかを判断して，Enamel の築盛レシピの計画を立てます．

作業編

二次焼成

一次焼成の結果をふまえたうえで，Enamel の築盛を行います．

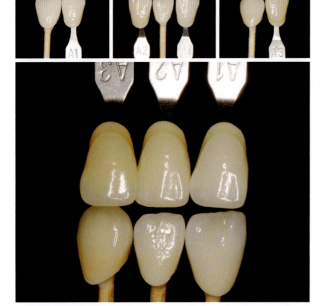

二次焼成後の色調
この段階では，目的のシェードより少し明るめに仕上がっています．

|1 : 歯頸部　ITIイエロー
　　 その他　ITIイエロー（1）：エナメルニュートラル（2）
|2 : 歯頸部　ITIイエロー（1）：ITIオレンジ（1）
　　 その他　ITIイエロー（1）：エナメルニュートラル（1）
|3 : 歯頸部　ITIオレンジ
　　 その他　ITIオレンジ（1）＋エナメルニュートラル（1）

歯頸部は各シェードの色相に合わせたカラートランス，その他の部分はエナメルニュートラルにカラートランスを配合したものを築盛します．

形態修正（表面形状の再現）

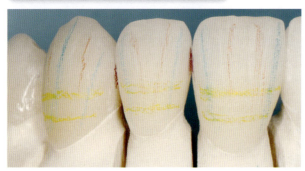

この段階では，個々の形態よりも3歯のバランス（コンタクトの位置など）を重視して形態を整えます（青：ラインアングル，赤：唇側面溝，黄：横溝）．

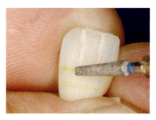

先端の角張ったダイヤモンドポイント（マニーダイヤバー スタンダード；モリタ）の少し切れ味が落ちたもの（表面がそろったもの）で，唇側面溝などの縦方向の形態を細かくつくっていきます．

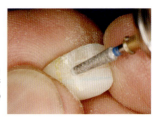

同じダイヤモンドポイントを使って，横溝，唇側遠心から隣接面移行部にかけてのくびれなど，横方向の形態を細かくつくっていきます．

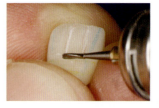

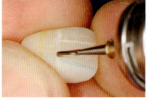

先端の角が少しつぶれたカーバイドバーで，まず唇側面溝などの縦方向，続いて横方向の形態をより細かく表現していきます．

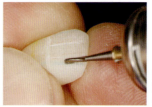

同じカーバイドバーで，周波条を表面に薄く描くようにして表現していきます．

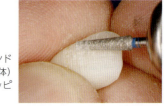

最後に，先ほどと同じダイヤモンドポイントで，表面が鱗状（多面体）になるように軽くランダムにタッピングします．

レイヤリング法

研磨

同じガラスでも磨りガラスが白く見えるのと同じで，セラミックスも表面に細かな凹凸があると，光の屈折や乱反射が起こり光がまっすぐに通り抜けていかないため，本来の色調と違ってみえます．表面形状をうまく再現できるようになると，天然歯のような色調を再現できるようになります．

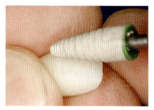

マイスターコーン S-Green（クラレノリタケデンタル）で表面をタッピングしながら，多面体に研磨していきます．

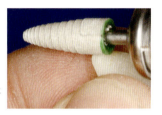

マージン部は，付け根部分の平らな面を使って，スムーズに研磨します．

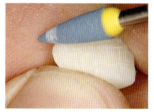

スターグロス ブルー（EDENTA）で滑沢に研磨します．マージン部はラバー研磨します．

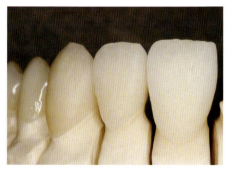

表面形状の付与が完成した状態

形態の確認

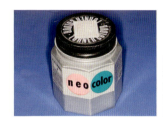

neo color（ターナー）
形態確認用のシルバーパウダーで，歯科用ではなく，画材として販売されているものです．大手画材店で手に入ります．

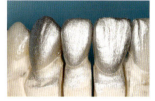

形態修正前
セラミックスは，素材が白く半透明に近いため，ラインアングルなどが正確に再現されていない場合が多くあります．シルバーパウダーをふりかけることで，形態修正の不備が一目瞭然となります．

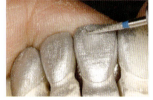 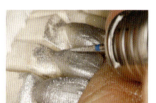

先端の角張ったダイヤモンドポイントの少し切れ味が落ちたもの（表面がそろったもの）で表面の形態を修正します．

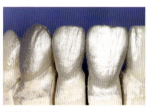 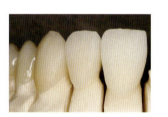

形態修正後

全く同じ色調に築盛，焼成されたクラウンでも，形態修正と表面形状の与え方によって，その完成度は大きく違ってきます．天然歯らしくみえる形態の与え方が審美的な補綴を行ううえでは重要な要素です．

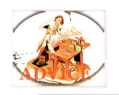

P.94 さらに詳しく

作業編

つや出し

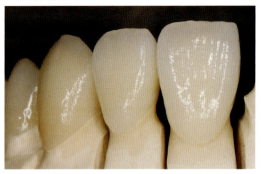

表面形状の付与が完成した段階で，ステインリキッドを表面に薄く塗ってラスター（つや）と色調を確認します．

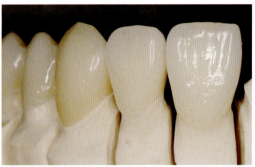

グレージング

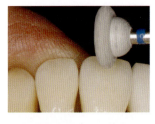

グレージング後のラスターの調整
つやが出すぎた場合や深い傷が残った場合は，シリコンポイントPタイプ ブルー（マニー）で研磨します．

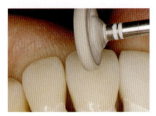

つやが足りない場合や，つやがなくなってしまった場合は，セラマスター（松風）でつやを取り戻します．

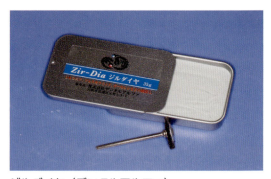

ジルダイヤ（デンタルアルファ）
最終的なつや出しは，セラミックス専用の研磨材を使用します．

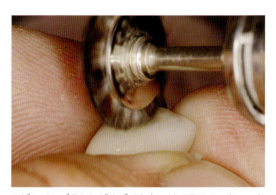

ロビンソンブラシにジルダイヤをつけてラスターをコントロールします．

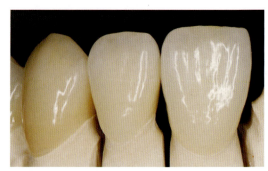

ラスターの調整が完了した状態

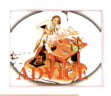

P.96 さらに詳しく

ラスターのコントロールは透明感や色調の微妙な変化に影響を与えます．これにより歯の質感を表現します．

プレスがつなぐ歯科技工の仲間たち ①

林 貴世彦 氏
（はやし きよひこ）

福岡県・HayashiDentalStudio
1970年12月19日生，福岡県出身
下川歯科医院勤務（8年）を経て，2001年に開業

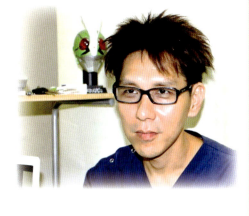

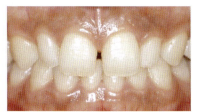

術前．矯正治療後に補綴を行った．

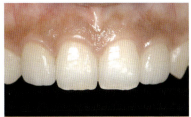

プレステクニックによる 2 1 | 1 2 クラウン（e.max，レイヤリング法）

Q. 職業として歯科技工士を選んだ理由は何ですか？
　両親の知人に歯科技工士をしている人がいたため，子どもの頃から歯科技工を目にする機会があり，興味がわいたたため選びました．

Q. 歯科技工士を職業としてよかったと思うことは何ですか？
　ある程度経験を積むと自分で開業することができ，会社員では味わえない魅力があると思います．また，老若男女を問わず全国の人と交流できるところが楽しいです．

Q. プレステクニックに取り組んでどれくらいですか？　また，自身の技工のなかで，プレステクニックをどのように位置づけてますか？
　6年ほどになります．セラミックインレーからジルコニアクラウンまで幅広く活用しています．

Q. 歯科技工士としてのこれからの展望や夢についてお聞かせください．
　アナログからデジタルに移行しているなか，デジタルを活用できる部分は大いに活用し，基礎となるアナログの部分も怠ることなく，歯科医師や患者に満足してもらえるものをつくっていきたいです．

Q. 趣味なども含めて歯科技工士としてのライフワークについて考えていることをお聞かせください．
　現在の仕事を大事にしながら，新しい技術や知識の習得には積極的に取り組む姿勢と意欲をもち続けていきたいと思います．そのためには，メンタルのトリートメントも重要で，趣味のバイクツーリングや家族とキャンプで過ごす時間は，自然と向きあうことでニュートラルな自分を取り戻すための貴重な時間です．これからも，オンとオフを上手に切り替えながら，歯科技工という仕事を楽しんでいきたいと思います．

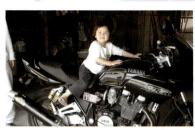

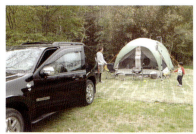

作業編

ステイン法

前歯部ステイン法の製作ステップ

ワックスアップ

ステイン法で歯の色調を再現するためには，歯の形態が正しく再現されていることが最も重要な要素です．微細な形態と表面形状が再現できていれば，グレージングで透明感を表現するだけでもかなりの色調の再現が可能です．

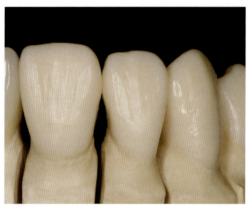
唇側面観

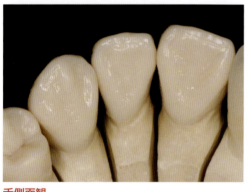
舌側面観

ワックスアップは完成時の形態を完全に再現するのが理想ですが，鋭利な溝や周波条の部分はプレスの際に埋没材の巻き込みを招くこともあります．したがって，そのような表現はセラミックスになってから行います．ワックスアップの表面は滑沢に仕上げておきます．

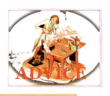
→ P.27 さらに詳しく

内面と外面の調整

プレス後，内面の調整を行い，コンタクトエリアの調整や咬合調整後，アルミナによるサンドブラストを行います（50μm，1.5気圧）．
内面だけでなく外面の表層にも反応層が残らないように確実に除去します．

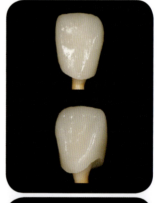
1 プレス後の形態と色調
（上：唇側面観，下：舌側面観）

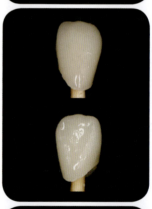
2 プレス後の形態と色調
（上：唇側面観，下：舌側面観）

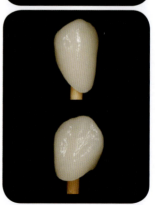
3 プレス後の形態と色調
（上：唇側面観，下：舌側面観）

形態の再現の原点はワックスアップです．正確なワックスアップなくして完成度の高いものはできません．この段階で細かな部分まで再現するように心がけましょう．

ステイン法

形態修正

ステイン法においては通常のセルフグレージングと違い，グレージングするセラミックス自体の形状変化はありません．したがって，シャープな部分がなだらかになるようなことはなく，溝の部分が埋まるようなこともありません．

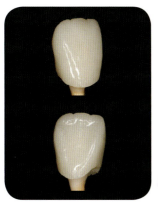

1 形態修正後の形態と色調
（上：唇側面観，下：舌側面観）

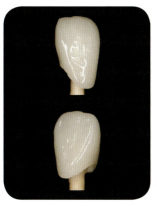

2 形態修正後の形態と色調
（上：唇側面観，下：舌側面観）

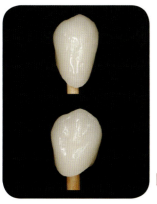

3 形態修正後の形態と色調
（上：唇側面観，下：舌側面観）

表面形状の付与

レイヤリング法とは異なり，ステイン法では 20～30μm の厚みのステインパウダーまたはグレージングパウダーで全体が覆われることになるので，この時点で細かい形状を再現したとしてもすべてなくなってしまいます．この時点では一応再現しておいて，平坦になってしまった場合は，ステイニング，グレージングによる色調の再現とつや出しが終わった段階で，周波条や鱗状の多面体形態の再現を行います．

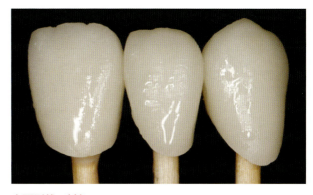

表面形状の付与
ステインリキッドを塗った状態で，形態と色調を確認します．ラバー系のポイントを使用した部分はステインリキッドをはじいてしまいます．後のステイニング作業が困難になるので，全体を 50μm，1.5 気圧以下でアルミナサンドブラストしてぬれをよくしておきます．

作業編

ステイニング

ステイン法で歯の色調を表現するためには，天然歯の三次元的な色調を二次元（平面）で表現しなければなりません．そのためには数回に分けて着色する必要があります．

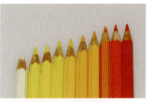 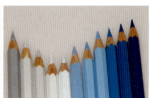

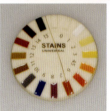

ステインパウダーの色数は色鉛筆のように多くはありませんが，それぞれを混ぜあわせることで，多様な表現が可能になります．

ステインパウダーは専用のステインリキッドと混ぜあわせて使用します．リキッドに気泡が入らないようにしてパウダーとよく混ぜあわせ，色ムラができないようにします．

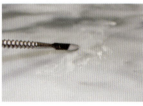 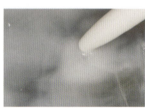

金属のインスツルメントでの練和は避けましょう．金属が削れて異物の混入を招いてしまいます．

ジルコニアの練和棒でよくかき混ぜます．ジルコニアは硬いので削れるようなことはありません．

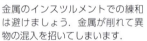

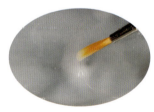 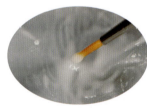

この状態では軟らかすぎます．

ちょうどよい状態です．塗るというより盛り上げるようなイメージで作業しましょう．

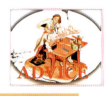

ADVICE
P.100 さらに詳しく

使用ステイン：トライセラム（Dentaurum）

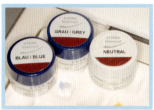

BLUE（1）＋GREY（1）＋NEUTRAL（1）
切縁の透明感を表現します．BLUEとGREYの配合比は，若年者ほどBLUEを多めにします．

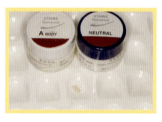

A-body（1）＋NEUTRAL（1）
A系統シェードの彩度を上げます．

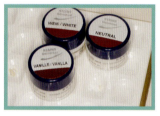

WHITE（1）＋VANILLA（1）＋NEUTRAL（1）
隣接部や切縁部の明度を上げます．

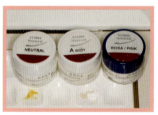

A-body（1）＋PINK（1）＋NEUTRAL（2）
A系統シェードの歯頸部に用います．

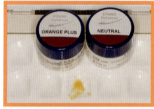

ORANGE PLUS（1）＋NEUTRAL（1）
切縁部の透明感のあるオレンジ色を表現します．

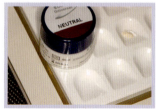

NEUTRAL
ステインによる色調再現が終了した上から全体を覆い，グレージングパウダーとして使用しています．焼成後につやが出るようにするためには，薄くしすぎないことが重要です．透明なので，他のステインの色を薄める目的で使用することもできます．

> ステイン法による色調再現のポイントは，ステインに透明感をもたせ，着色した部分とその他の部分がきれいになじむようにすることです．

ステイン法

表面形状の再付与

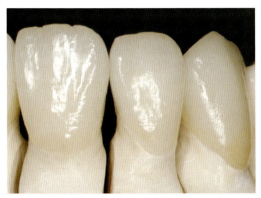

ステイニング後（つや出し完了）

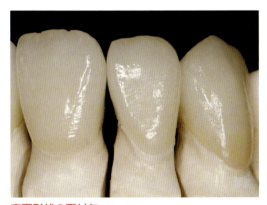

表面形状の再付与
ステイン層の範囲内でもう一度，細かい周波条などを再形成します．

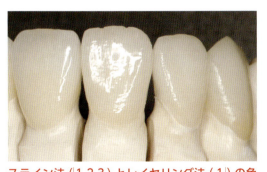

ステイン法（1 2 3）とレイヤリング法（1）の色調の比較
レイヤリング法は，セルフグレージングを行うため，表面性状と色調の調整が難しくなります．

研磨

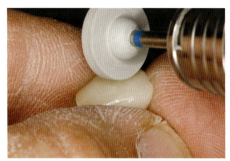

グレージング後の調整
表面にざらつきができた場合，シリコンポイントPタイプ ブルー（マニー）で研磨します．

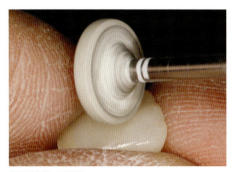

表面性状の調整
つやが足りない場合や，前述の処理を行った後は，セラマスター（松風）でつや出しを行います．

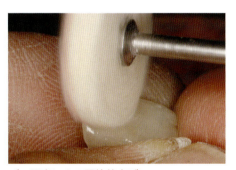

バフ研磨による最終仕上げ
より滑沢な部分の表現には，ロビンソンブラシでの研磨に続き，バフ研磨で最終仕上げを行います．

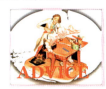

P.97さらに詳しく

> 1つの歯の唇側面にも，滑沢な部分とそうでない部分があります．その違いは，グレージング後の研磨によって再現するのがポイントです．

作業編

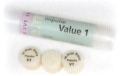

前歯部ステイン法での色調表現

前歯部ステイン法での色調表現の基本を，若年代，中年代，老年代に分けて紹介します．e.max V1 でプレスしたセラミックスに，他社のステイン（トライセラム；Dentaurum）を応用して，色調の再現を行っています．ベースが同じでも，ステインを重ねることで色相，彩度，明度，透明感の違いを表現できることを実感してください．

※本ステインは現在発売中止になっていますが，他のシステムでも参考にして下さい．

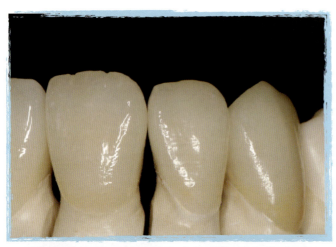

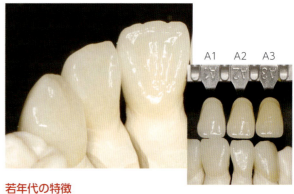

若年代の特徴
切縁にブルーの透明感があり，表面性状が顕著で，全体的に明度が高めなのが特徴的です．

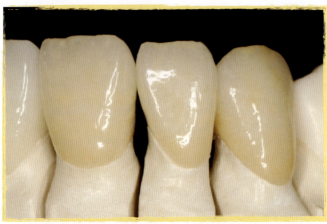

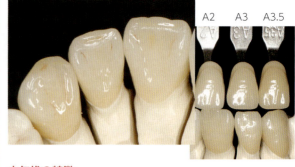

中年代の特徴
切縁が咬耗し，それに伴う切縁溝の出現やその部分への着色が生じます．切縁の透明感はグレーがかってくるのが特徴的です．

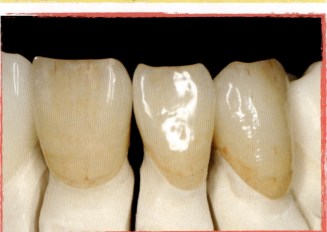

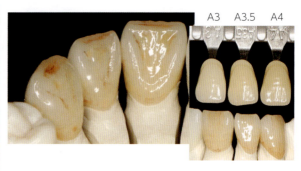

老年代の特徴
切縁の咬耗が進み，切縁溝の幅・深さが大きくなり，着色の程度も強く褐色化してきます．切縁の透明感は青みがなくなり，グレーが強くなります．エナメルクラックの着色も目立つようになります．

ステイン法

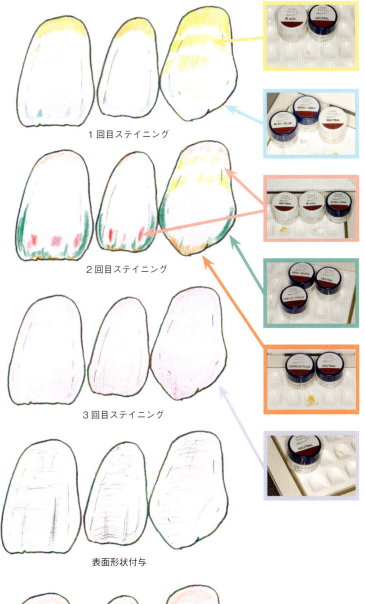

若年代のイメージ

1回目ステイニング

2回目ステイニング

3回目ステイニング

表面形状付与

4回目ステイニング（グレージング）

1回目ステイニング（焼成温度770℃）

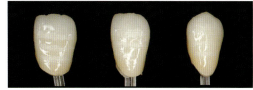

A-body で，歯頸部からグラデーションで彩度を表現します．切縁部は BLUE+GREY+NEUTRAL で透明感を表現します．

2回目ステイニング（焼成温度770℃）

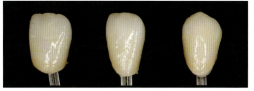

歯頸部にはやや赤みを加えた A-body を，また，同じものを薄めてマメロンの強調色として用います．隣接面は WHITE+VANILLA+NEUTRAL で透明感を出します．

3回目ステイニング（焼成温度770℃）

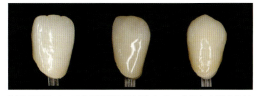

2回のステインで色調表現が完成したら，全体を NEUTRAL で覆い，全体の透明感とつやを出します．

表面形状付与

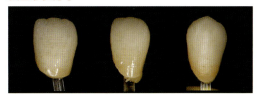

NEUTRAL で全体がのっぺりしすぎた場合，細かい表面形状をもう一度付与します．

4回目ステイニング（焼成温度750℃）

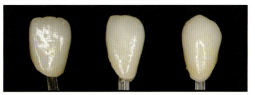

通常よりもステインリキッドを多めにして薄く溶いた NEUTRAL で，グレージングを行います．細かい表面形状を残しながらつやを出すことができます．

作業編

中年代のイメージ

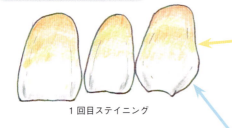

1回目ステイニング

2回目ステイニング

3回目ステイニング

表面形状付与

4回目ステイニング（グレージング）

1回目ステイニング（焼成温度770℃）

A-bodyを厚めにし，切縁部はGREYの分量を少し多めにします．

2回目ステイニング（焼成温度770℃）

歯頸部を厚めに塗ります．彩度が不足している場合は，A-bodyを再度塗布します．隣接面の色は薄くし，切縁部のオレンジ色は強めにします．

3回目ステイニング（焼成温度770℃）

NEUTRALでつや出しを行います．

今回は表面形状の再付与は必要なかったので，これ以降のステイニングは不要でした．

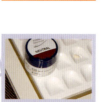
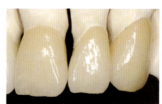

3回ステイニングで完了しました．

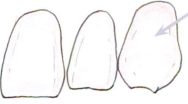
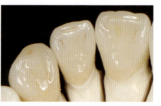
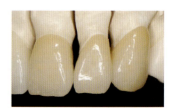

ステインのざらつきをラバー研磨して完成した状態．切縁の咬耗した部分は，マニーシリコンポイントPタイプ ブルー（モリタ）でエッジをきかせるように研磨します．

※ここでは若年代のイメージにステイニングされ形態修正したものを中年代のイメージに着色しなおしました．実際には，e.max V1でプレスしたものに，このステップで着色して色調を再現します．

ステイン法

老年代のイメージ

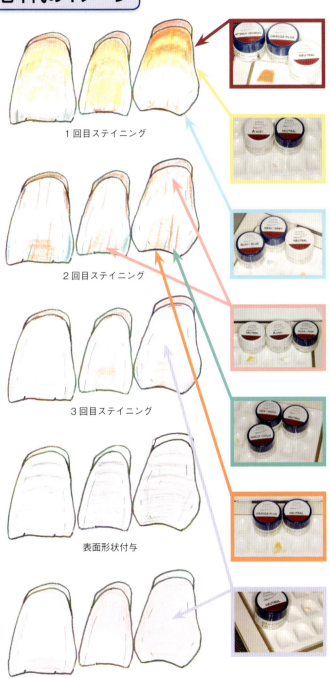

1回目ステイニング

2回目ステイニング

3回目ステイニング

表面形状付与

4回目ステイニング（グレージング）

1回目ステイニング（焼成温度770℃）

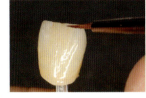 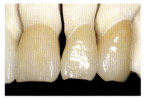

歯頸部は，A-bodyよりも茶色が強いBROWN（1）＋ORANGE PLUS（1）＋NEUTRAL（1）を使用します．また，ほぼ全体的にA-bodyをグラデーション状に塗布します．切縁部はグレーにします．

2回目ステイニング（焼成温度770℃）

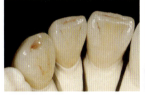 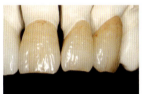

切縁の二次象牙質部の着色も行います．

3回目ステイニング（焼成温度770℃）

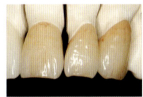

色の足りない部分を追加するとともに，NEUTRALでつや出しをします．

表面形状付与

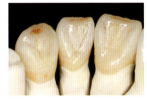 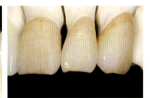

フィッシャーバーの先端の角を使ってエナメルクラックや細かい表面形状の表現を行います．

4回目ステイニング（焼成温度750℃）

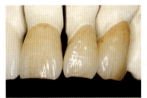

老年代の滑沢な表面性状を再現します．

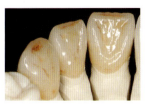 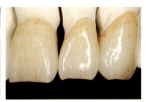

ラバー研磨で滑沢に仕上げます．

※e.max V1は，A0に近い明るいシェードのセラミックスですが，ステイン法を用いることでA4のシェードにもほぼ合わせることが可能です．実際には，再現する色調より1～2ランク明るいシェードでプレスするのが適しています．

作業編

臼歯部ステイン法の製作ステップ

スプルーカット

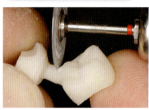 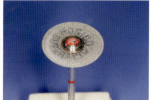

スプルーカットはクラウンから2mm以上離れた部分で，クラックの発生を防ぐために注水下で行います．その後，反応層を除去します．

ホリコダイヤモンドディスク（茂久田商会）
粒子が45μm，厚みが0.19mmと薄く，オールダイヤなので，クラックの心配をせずにスプルーをカットすることができます．

スプルーカット後の調整

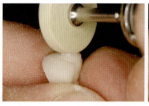 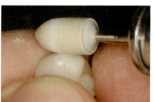

天然ダイヤモンド粒子が高密度に配合され，低速でも十分な切削力を有しているデデコ ウルトラダイヤストーン（茂久田商会）を12,000rpm以下で使用します．切削後に傷が残らないので，後の研磨もスムーズに行えます．アルミナによるサンドブラスト前の最終仕上げとしても使用可能です．

	粒子サイズ（μm）
コース（緑）	125～150
スタンダード（青）	106～125
ファイン（赤）	53～63
スーパーファイン（黄）	20～30

マニーダイヤバー（モリタ）
表面の粗さによって4種類に分類されています．使用する目的にあわせて選ぶことで作業効率を高め，セラミックスのチッピングやクラックの発生などを防ぎます．

内面の調整

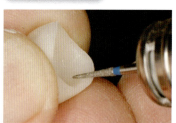

気泡の除去
ダイヤモンドポイントの先端を使って，埋没時の気泡を取り除きます．一気に削り取ろうとしたり，切れ味の悪くなったポイントを押しつけると発熱してクラックの原因となるので，新しいポイントで軽くタッチするように行います．

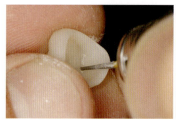 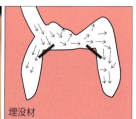

埋没材

隅角部の調整
支台歯に鋭利な部分がある場合，プレス圧で埋没材が壊れてその部分が実際より丸くプレスされることがあります．調整はマニーダイヤバー スーパーファイン（モリタ）を用いて注水下にて低速回転で行い，クラックの発生に注意します．

マージン部の調整

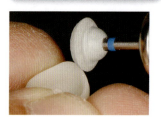 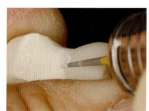

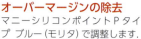

オーバーマージンの除去
マニーシリコンポイントPタイプ ブルー（モリタ）で調整します．

マージンの厚みの調整
マージン部はとてもチッピングしやすいので，マニーダイヤバー スーパーファイン（モリタ）で細心の注意を払って調整します．

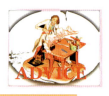

P.41 さらに詳しく

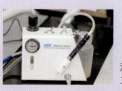

プレスセラミックスの研削は，クラックの発生を回避するためできるだけ発熱を抑えなければなりません．すべての作業を注水式のエアタービンで行うこともできますが，ハンドピースだけでも，専用のポイントやそれぞれの作業に適したものを選択することでスムーズな作業が行えます．

注水式エアタービン

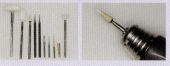

ステイン法

外面の調整

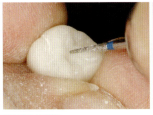 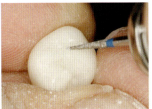

表面の調整
マニーダイヤバー スタンダードまたはファインの先端が尖ったもので，咬合面を含む全体の表面を一層削り取ります．ワックスアップで与えた形態を崩さないように，隆線や副隆線を生かすように調整します．

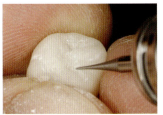

溝の調整
埋没時の気泡や取りきれていない反応層を除去するため，先端が丸く，シャープに切れるカーバイドバーで軽くなぞるように仕上げていきます．

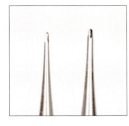

エデンタマイクロフィニッシャー（モリタ）
先端部のみに丸く溝が切られているので，鋭利な角を形成することなく溝や裂溝の一番深い部分をスムーズに仕上げることが可能です（左：0.4mm，右：0.3mm）．

サンドブラスト

酸処理しただけの状態では反応層が残っていて表層は適切なセラミックスの状態を再現していないので，サンドブラストを行います．

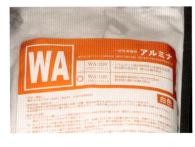

ステイニングする面全体を1～1.5気圧，105μmのアルミナでサンドブラストします．

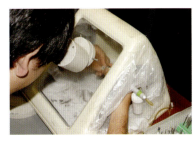

傷や表面の近くの汚れなどを8倍のマイクロスコープ下で選択的に行います．

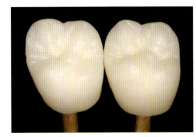

サンドブラストを行った咬合面

臼歯部の咬合面のつくり方

臼歯部の溝は右図のように深く彫り込むのではなく，隆線と隆線のつながるスムーズな谷間として形成します．乾式によるノンエッジテクニックはマイクロクラックを招く原因になります．

  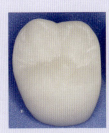

咬合面は深い溝を形成することなく，適正な咬合関係を与えることを目的にして解剖学的な形態を再現します．

作業編

調整後の形態

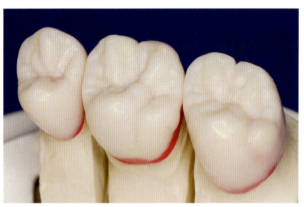

マイクロスコープ下で研磨されたワックスパターン．

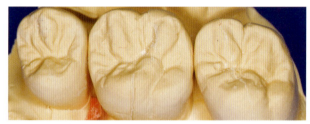

ワックスアップをシリコーン印象したものに超硬質石膏を流したもの

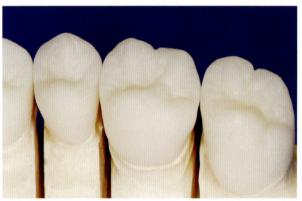

正確なワックスパターンを最適な混液比の埋没材で埋没して適切にプレスを行えば，プレスセラミックスはメタルの鋳造体にひけをとらないような適合と表面の状態を得ることが可能です．

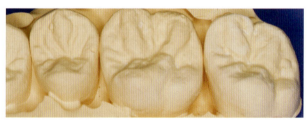

プレス直後の状態をシリコーン印象したものに超硬質石膏を流したもの．ワックスアップと比較して，ほとんど差がないことが確認できます．

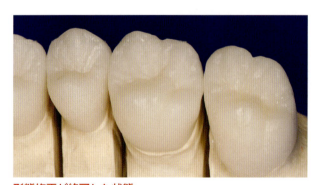

形態修正が終了した状態
ステインリキッドを塗布してみると色調が再現されている様子がわかります．

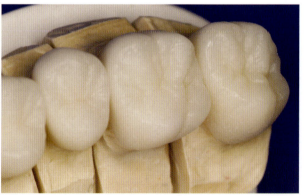

正しい咬合面形態を再現できれば，自然と色調にも立体感が出てきます．

ステイン法

ステイニング

臼歯部では前歯部と違い，まず全体に透明のステインを厚めに塗布，焼成します．

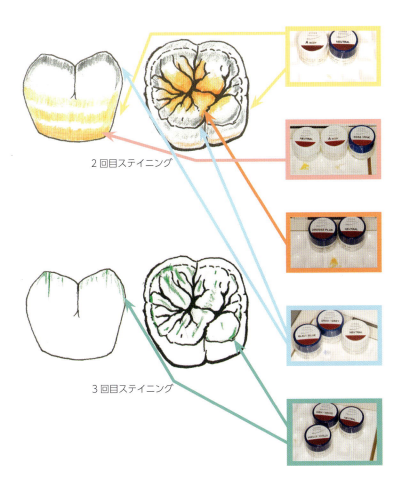

1回目ステイニング

2回目ステイニング

3回目ステイニング

1回目ステイニング（焼成温度 770℃）

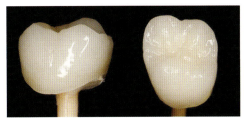

全体のつやを得るために，NEUTRAL で全体を厚めに覆い，焼成します．

2回目ステイニング（焼成温度 770℃）

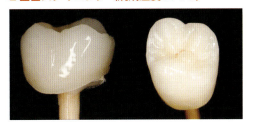

A-body で全体のグラデーションを表現します．歯頸部には PINK を加えた A-body，咬合面には ORANGE PLUS + NEUTRAL，咬頭頂付近には BLUE + GREY + NEUTRAL を塗布します．

3回目ステイニング（焼成温度 770℃）

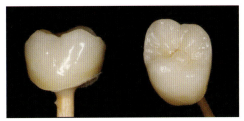

咬頭頂，隆線の高い部分は，WHITE + VANILLA + NEUTRAL で透明感のあるクリーム色がかった白色を表現します．

作業編

プレスセラミックスによる臼歯部のステイン法は，強度的にも審美的にも最も優れたオールセラミックスといえるのではないでしょうか．ワックスアップで再現した咬合関係を，精密にセラミックスに置換することができます．また審美的にも，必要十分な色調再現が可能です．細かな表面性状を特別に必要としない臼歯部であれば，ステイニング，グレージングの工程も2〜3回で完成することが可能です．

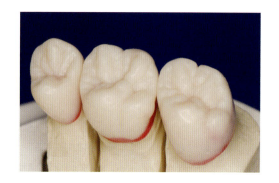

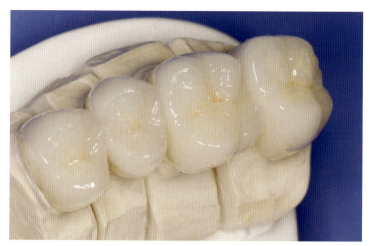

e.maxのステイン法とワックスアップとの比較
ステイン法の最大のメリットはワックスアップした形態がそのままセラミックスに置き換わることです．咬合状態や隣在歯との接触状態も再現することが可能です．

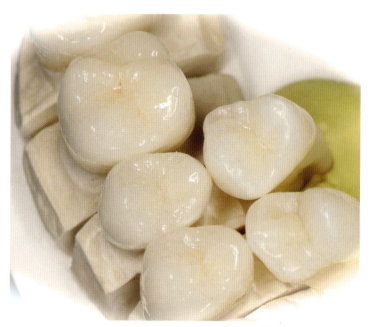

e.maxのステイン法と天然歯との比較

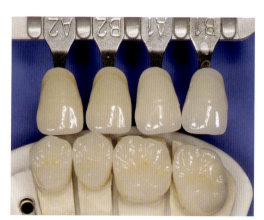

臼歯部のステイン法では多くの色調のペレットは必要ありません．明度の高い咬頭頂付近の色調を参考にして選択することがポイントです．

ステイン法

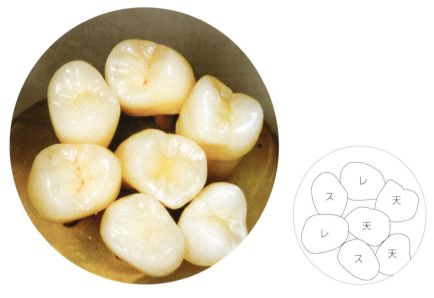

天然歯，ステイン法，レイヤリング法の色調比較

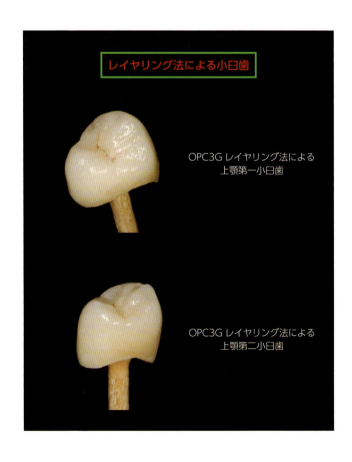

レイヤリング法による小臼歯

OPC3G レイヤリング法による
上顎第一小臼歯

OPC3G レイヤリング法による
上顎第二小臼歯

プレスがつなぐ歯科技工の仲間たち ②

小林 裕 氏
（こばやし ひろし）

埼玉県・Irodori
1975年6月24日生，栃木県出身
入江歯科医院勤務（4年），松本デンタルスタジオ勤務（5年），プライム・テクノロジー・スタジオ勤務（7年）を経て，2012年に開業

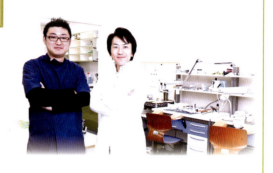

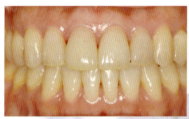

プレステクニックによる 2̱1̱|1̱2̱ ラミネートベニア（e.max，ステイン法）

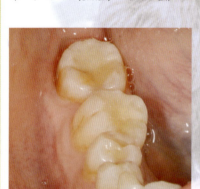

プレステクニックによる 6̱| インレー（e.max，ステイン法）

Q. 職業として歯科技工士を選んだ理由は何ですか？
　父の知り合いに歯科技工士がおり，父からすすめられました．

Q. 歯科技工士を職業としてよかったと思うことは何ですか？
　自分の製作したものが，患者・歯科医師ともに満足のいく結果を得られたときに喜びを感じます．

Q. プレステクニックに取り組んでどれくらいですか？　また，自身の技工のなかで，プレステクニックをどのように位置づけてますか？
　プレステクニックに取り組んで6年になります．自費技工の経験の少ない者でも取り扱いやすく，強度的に心配がある症例でも築盛法によるセラミックインレーよりも強度が得られるのがよいですね．歯科医師にもそのように説明をして，選択してもらっています．

Q. 歯科技工士としてのこれからの展望や夢についてお聞かせください．
　仕事内容と環境を整備し，自分の技術やこれまでの経験で得たことをスタッフに教えながら，少しずつラボを大きくして，今後多様化していくニーズにできるだけ応えられるようなラボにしていきたいと思います．

Q. 趣味なども含めて歯科技工士としてのライフワークについて考えていることをお聞かせください．
　趣味は好きなお酒を飲み，美味しい料理を食べることです．日々仕事が遅くなり休日もつぶしがちなので，技工単価を上げ，同じ売上でも余裕をもった仕事をしていきたいです．

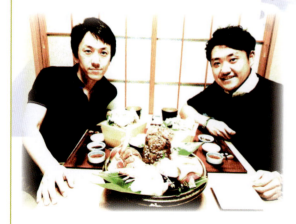

トラブル編

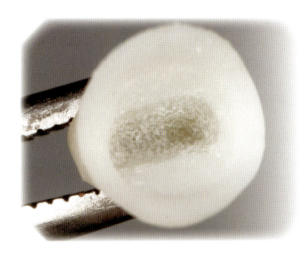

トラブル編

プレスの失敗

異物の混入

ワックス，ガスの混入

鋳型の加熱時にワックスやガスを残してしまったりすると，プレスが成功してもそのプレス体を使用できなくなることがあります．どのような点に注意すればよいのでしょうか？

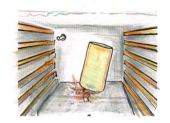

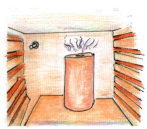

ワックス混入の防止
ワックスを残さないように適切な加熱を行います．初期の加熱では，ワックスが湯口から流れ出すように湯口を下に向けてセットします．その際に，リングの底面を傾けるようにして，加熱時のガスが鋳型内部にこもらないように注意します．

ガスの焼却
ワックスが完全に焼却したら湯口を上に向け，埋没材から発生するガスが鋳型内部に残らないようにします．ガスを焼却するためには酸素が必要なので，約15分ごとに1回扉を開けて空気を入れ替えます．

実験：各種材料の焼却状態

プレス体に異物が入らないようにするにはパターン用の材料に何を使用すべきかを検証するために，各材料の焼却状態を調べてみました．

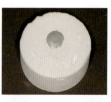 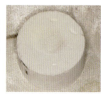

インレーワックス ソフト（ジーシー）
850℃，15分で，残渣もなくきれいに焼却しました．問題なく使用できることが確認できました．

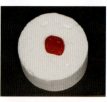 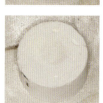

パターンレジン（ジーシー）
850℃，15分で，残渣もなくきれいに焼却しました．しかし，実際の臨床で使用する場合には，レジンの加熱時の膨張による埋没材の破折などを考慮し，室温から徐々に温度を上げ，400℃前後で15分以上係留して，そこから850℃まで温度を上げていく必要があります．

 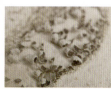

スペーサー（Durolan, DFS）
スペーサーが焼却できないことを検証してみました．右の拡大像をみると，スペーサーは埋没材から剥がれるような形で丸く焼けた状態で残っています．

スペーサーの剥離に注意！
ワックスパターンの内面にスペーサーの一部が残ってしまった場合は，それを完全に取り除いてから埋没します．スペーサーとワックス分離材の組み合わせによっては，分離材によってスペーサーが溶解してしまうので注意しましょう．

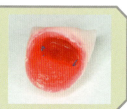

プレスの失敗

埋没材の混入

埋没材がプレス体に混入してしまうことも少なくありません．どのようなことが原因なのでしょうか？

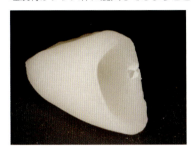

マージン付近に埋没材の巻き込みによる大きな欠陥を生じてしまいました．

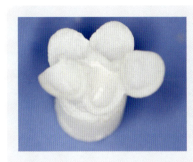

200gリングに5本のフレームを同時に埋没したところ，埋没材の硬化が早く，全体を満たす前に発熱したため，スプルー部分が軟化してしまったものと思われます．室温，水温，埋没材の温度など作業する環境を一定に保つことが精密な技工を行うための第一歩です．

埋没材の巻き込みの原因は大きく分けて4つ考えられます．
① ペレットならびにプランジャーをセットするときの混入．
② スプルーイングの際のワックスの処理が不適切で，鋭利な部分ができてしまっていること．
③ 支台歯に鋭利な部分があること．
④ ワックスパターンの形態が不良で，深い溝や小窩を形成してしまっていること．

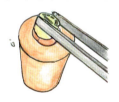 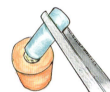

加熱した鋳型にペレットをセットするときや，またはその後にプランジャーをセットするときに埋没材のかけらが混入してしまうことがあります．鋳型が冷めないようにすみやかにセットしないといけませんが，注意が必要です．トングの汚れにも注意しましょう．

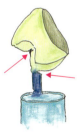 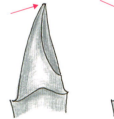 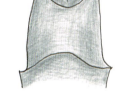

スプルー付着部付近のアンダーカットや，ワックスパターンに鋭利な溝や窩があると，プレス圧で埋没材が破折してプレス体の内部に巻き込まれてしまいます．

支台歯の鋭利な先端や隅角部も，プレス圧で埋没材が破折してプレス体の内部に巻き込まれてしまいます．また，この場合は破折した部分が内面の不適合を招いてしまう結果にもなります．

支台歯の先端などの鋭利な部分がプレス圧によって破折し，内面が正確に再現されていない場合は，新しいダイヤモンドポイントと水冷式のエアタービンを使用して軽いタッチで削除します．水冷式のエアタービンがない場合は，水分を与えながら，加熱しないように注意します．

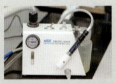 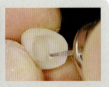 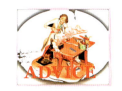

P.58 さらに詳しく

トラブル編

埋没材の巻き込みの修正

埋没材の巻き込みは，混入の程度によってはレイヤリングポーセレンやリペア用ポーセレンで修正できる場合もあります．

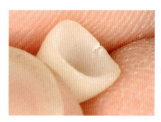

巻き込み部分の内面に開口部があって，表面はプレス面が正常に再現されている場合，修正が可能です．

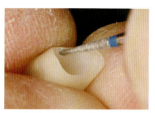

開口部の拡大
クラックが発生しやすいので，必ず注水下で行います．

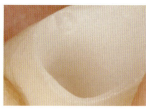

完全にアンダーカットがなくなり，開口部に向かって広がるように拡大します．

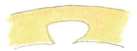

プレス直後
開口部が内部より狭くなっています．

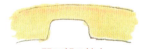

開口部の拡大
開口部が外開きになるように拡大します．

1回目の築盛
1度に多くを築盛すると収縮する方向のコントロールが難しくなります．

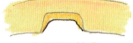

1回目の焼成
コンデンスは筆の柄で軽く振動を与える程度にします．

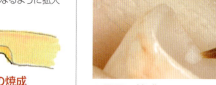

1回目の築盛
築盛料は少なめにし，コンデンスは軽く1回，筆の柄でたたく程度にします．

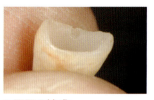

1回目の焼成
収縮により底面，側壁にしっかりと焼きついていることを確認します．

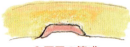

2回目の築盛
2回目は少量を軽くコンデンスして築盛します．

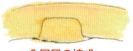

2回目の焼成

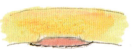

3回目の築盛
3回目は本来の欠損量をやや越えた大きさに築盛します．

3回目の焼成

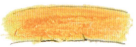

研削，適合調整

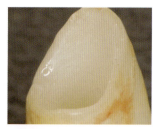

3回目の焼成
2回目の築盛・焼成後，3回目は最終形態より少し多めに築盛・焼成して，研削によって適合させます．

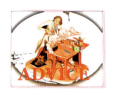

巻き込みによる部分欠損は，その大きさや発生する場所によって，修正可能な場合とそうでない場合があります．修正可能かどうかを決める条件としては，貫通していない（穴の状態でない）ことが重要なポイントになります．

プレスの失敗

フレームの穴

プレスをしたフレームを調整している際などにフレームに穴があいてしまうことがあります．この穴を埋めて，修正できるのでしょうか？

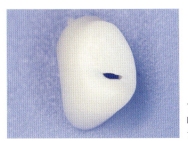

フレームに穴があいてしまいました．修正は可能でしょうか？

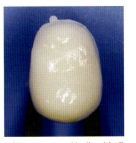

デンティンの築盛，焼成
クラックなどの問題は発生していません．

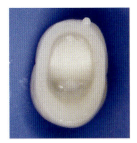

内面の状態

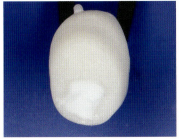

レイヤリングポーセレンで穴の部分をふさぐように盛り上げます．

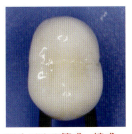

エナメルの築盛，焼成
クラックなどの問題は発生していません．

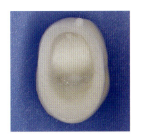

内面の状態

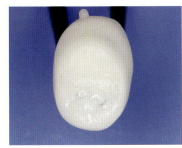

通常の焼成スケジュールで焼成します．薄い部分もみられますが，一応，穴はふさがっています．

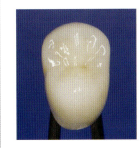

形態修正，グレージング後

完成直後には問題ないように思えましたが，翌日には内面にクラックが発生しました．フレームに穴があいてしまった場合や，穴があいていなくても極端に薄い部分（0.2mm以下）がマージン付近以外にできてしまった場合，技工作業後や口腔内装着後にクラックの発生を招いてしまうことが多いので，そのようなフレームになってしまった場合は再度プレスしなければいけません．また，フレーム全体が薄くなってしまった場合もクラックが発生することがあるので，必要最低限の厚みをマスターしておきましょう．

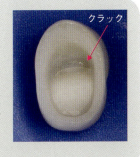

クラック

P.30 さらに詳しく

トラブル編

埋没材のクラック

プレステクニックで最も避けたい失敗が埋没材のクラックによるプレスミスです．その原因を考えてみましょう．

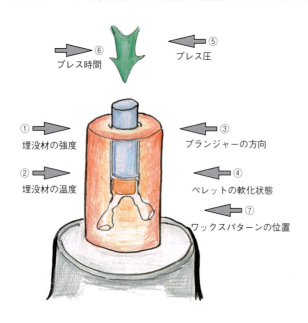

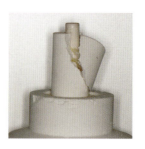

埋没材のクラックの原因

① 埋没材の強度不足
② 埋没材の温度変化（プレスファーネスでの再加熱など）
③ セッティングミス（プランジャーの方向など）
④ 低すぎるプレス温度（加熱温度，加熱時間）
⑤ 過剰なプレス圧
⑥ 長すぎるプレス時間
⑦ スプルーイングの位置（ワックスパターンの位置）
⑧ 複合的要因によるもの

埋没材の強度不足

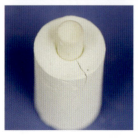

埋没材の練和不足
プレスの前にすでにクラックが生じていましたが，失敗せずになんとかプレスできました．クラックの原因は埋没材の練和不足でした．メーカー指定の練和方法を確認しましょう．

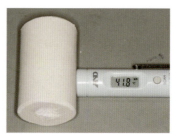

埋没材の使用環境と反応熱
リン酸塩系埋没材は専用液と粉の保管温度，練和方法，練和時間などが適切であれば，初期硬化の段階で高い反応熱を伴います．もし，反応熱が低かったり，いつもより硬化が遅れた場合は，本来の強度を発揮できない場合があります．

埋没材の温度変化

埋没材の温度変化にも注意しなければいけません．リングファーネスからプレスファーネスに移動する際に鋳型（埋没材）の温度が急激に下がってしまったような場合，プレスファーネス内で再加熱されるときにクラックが発生することが考えられます．

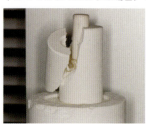

プレスの失敗

セッティングミス

プレスファーネスに鋳型（埋没材）をセッティングする際に傾いてしまったり、鋳型に対してプランジャーが傾いてセッティングされてしまうと、プレス圧が埋没材を破折させる方向に働くため、クラックが生じてしまいます。

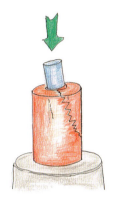

低すぎるプレス温度

プレス温度が低すぎると、ペレットが上からの圧力で鋳型内に入らず、横に広がるようになってクラックの原因になります。

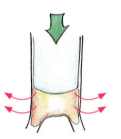

実験：プレスセラミックスの加熱

最適なプレス温度を知るため、プレスセラミックスが軟化する過程が目視できるように有臭LPG（液化プロパン，液化ブタン）で加熱してみました．

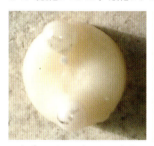

一度プレスをした押し湯の部分

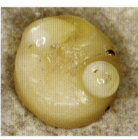

加熱していくと，全体的に角が取れて丸みを帯びてきます．この温度域で全体が均一な餅状になったときがプレスのタイミングです．

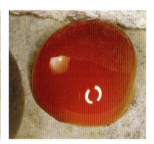

さらに加熱を続けると溶解温度に達し，完全に液状化して丸くまとまります．この状態はオーバーヒートです．

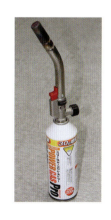

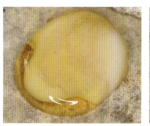

溶解状態で上から圧力をかけて変形させます．赤熱状態から温度が下がると，色調の変化によりセラミックスの変化がみて取れます．

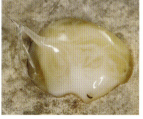

透明感の強い部分をピンセットでつまんで引っ張ってみると，元の押し湯とは全く違ったセラミックスに変化しています．

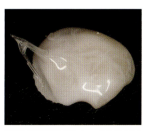

室温まで冷却すると，全体的には白濁したような部分と透明の部分が混ざり合ったようなマーブル模様を呈します．

> **最適なプレス温度（加熱温度）**
> 高すぎるプレス温度は，セラミックスの変質により強度低下や色調の変化を招いてしまいます．臨床的に最適なプレス温度は，なめられる直前の温度（プレスが成功するギリギリの温度）＋5℃程度と考えています．テストピースなどを使って，最適なプレス温度をみつけましょう（P.37参照）．

トラブル編

過剰なプレス圧

ペレットの軟化が十分な場合には，一気に圧力をかけてもスプルーからセラミックスは押し出されていきますが，ぎりぎりの軟化状態の場合はスプルー部から押し出すのに必要な分だけのプレス圧に設定することが理想的です．

実際のプレススケジュールの調整においてプレス圧をコントロールすることは難しいので，軟化温度やプレス時間をどのように設定してもバリが入ったり埋没材にクラックが入ってしまう場合は，プレス圧を下げてみるとよいと思います．

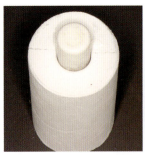
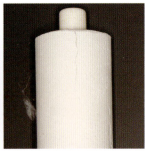

埋没後には発生していなかったクラックが，プレス後に発生しました．

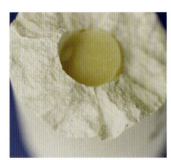

クラックをたどっていくと，押し湯の部分まで達していました．

長すぎるプレス時間

プレス時間が長すぎることによって埋没材にクラックが入ってしまう場合，鋳型の側壁との距離が短く埋没材が薄くなっていたり，埋没材の強度不足などの他の要素を併発している場合がほとんどです．

なめられによるプレスミスを避けるためにはプレス時間を長く設定したいところですが，反応層の量と厚みや物性の劣化を考えた場合，プレス時間はできるだけ短く設定したほうが安全です．プレス時間を自動で制御できるプレスファーネスもありますので，それらを選択するのも1つの方法だと思います（P.20参照）．

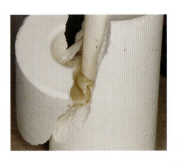
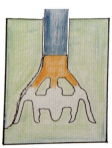

クラックが側壁までつながってしまいましたが，スプルー部には全く入っていませんでした．側壁までの距離が短く，また，埋没材の強度が不足していたため，プレス時間の長さに耐えられずクラックに至ったようです．

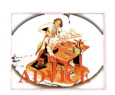

P.22 さらに詳しく

埋没材の強度はメーカーによってさまざまです．圧縮強度の高いものほど，クラックのリスクは低いと考えてよいと思います．

プレスの失敗

埋没材の補強

スプルーイングや埋没材の選択などで細心の注意を払っても，どうしても埋没材のクラックによるプレスミスを起こしてしまう場合（コバルトクロムのメタルオンプレスに多い），コバルトクロム合金でカスタムリングを製作して埋没材の補強を行うと，クラックの発生を防止することができます．

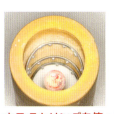
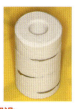
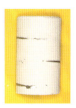

コバルトクロム合金によるカスタムリングの製作
リングフォーマーを使用し，リングの内径に合わせたカスタムリングをメタルボンド用コバルトクロム合金（Wirobond280, BEGO）で製作します．直径2mm程度の球形の維持を数カ所につけます．

カスタムリングを使った埋没
押し湯の部分やパターンと側壁が近い部分などにカスタムリングを設定して，埋没材の補強を試みます．

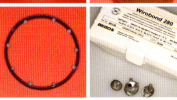

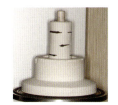

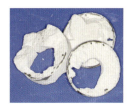
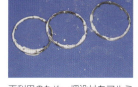

リングファーネスでの加熱時間やプレススケジュールは通常どおりです．

掘り出しも容易で，臨床的に応用可能です．

再利用のため，埋没材をアルミナによるサンドブラストで取り除きます．

実験：メタルリングを使ったプレステクニック

プレステクニックは，どのシステムにおいてもリングレスで行うことになっています．もしメタルリングを使って埋没，プレスを行うと，どんな結果になるのでしょうか？

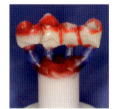
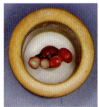
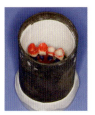
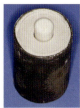
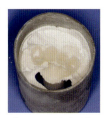

実験用の4本ブリッジ

100gリングでは側壁との距離が5mm以下となり，クラックの発生が予想されます．

直径が5mm大きいリングにライナーを巻き，同じ高さに切断します．

埋没後，200gリングと同じ加熱時間，プレススケジュールでプレスしました．

パターンの外形は満たしていますが，バリが出てしまいました．

プレス時間が長かったのが原因か，プレス後にクラックが発生したようで，ライナーを通過しメタルリングに沿ってバリが発生してしまいました．掘り出しがとても大変でしたが，バリの部分を取り除くとワックスパターンの形状は再現できていました．適合もリングレスで行った場合と大きな差はありませんでした．しかし，プランジャーが鋳型の底面に接触するまで押し切った状態で，本来押し湯として残る分がすべてバリとして流れ出ているため，セラミックスに圧がかかっていないことが考えられました．メタルリングの使用は避けるべきです．

トラブル編

なめられ，バリ

プレスの精度を上げ，なめられを防止するためには何に注意すればよいのでしょうか？

実験：スプルーの位置とプレスの精度

スプルーの位置（ワックスパターンの位置）によってプレスの精度が変わるのかを実験してみました．
（試料提供：安藤幸治氏）

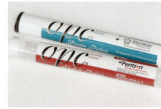

OPC（ペントロンジャパン）
OPCは，OPC3G HSやe.maxとは結晶構造が異なるため，軟化状態が違っています．硬めのため，プレス時間が長く，じっくりと押し込んでいく必要があります（OPCのプレス時間は20分，e.maxのプレス時間は2分）．ただし，プレスの概念を知る意味では参考になる実験です．

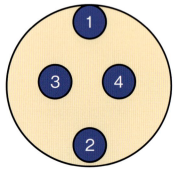

直径2mmのスプルーを①②は端寄り，③④は中央寄りになるように配置しました．

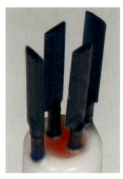

試料1

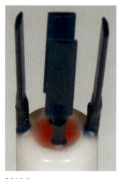

試料2

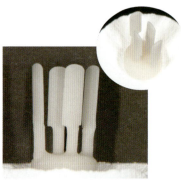

試料1，2ともに位置の違いによるプレス精度への影響は認められませんが，すべての試料において先端がなめられていました．

スプルーの位置がどこかはプレス精度にほとんど関係ないようです．プレスを成功させるための重要なポイントは，プレスファーネス内の加熱されやすい位置にワックスパターンを配置することです．

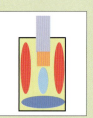

プレスファーネスで加熱しているときの埋没材中の温度のイメージです．

プレスの失敗

> **実験：スプルー線の太さとプレスの精度**

スプルー線の太さとプレスの精度の関係を確かめるため，太さの違う4種類のスプルーで同一のワックスパターンをプレスしてみました．
（試料提供：安藤幸治氏）

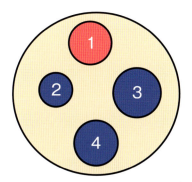

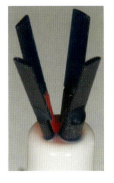

NO	スプルーの直径	スプルーの長さ
1	R30	5.0mm
2	R20	5.0mm
3	R40	5.0mm
4	R32	5.0mm

幅4mm，厚さ1mm，長さ15mmのパラタルバー用のワックスパターンにそれぞれの径のスプルー線を植立しました．

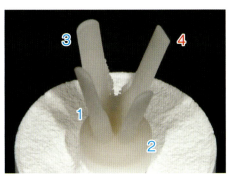

①②③は先端がなめられていますが，④だけが完全にワックスパターンの形態を再現しています．パターンが大きい場合には，スプルーが太いほど時間あたりのセラミックスの供給量が多いと考えられますが，太すぎても意味がないようです．

> スプルー線が太いほど時間あたりのセラミックスの供給量が多いため，同じ大きさのワックスパターンでも早くプレスが終了します．ワックスパターンが小さい場合は細いスプルー（2.0mmまで）でもよいですが，逆にワックスパターンが大きい場合などはスプルーを太くしたほうが早くプレスが完了し，精度も向上します．

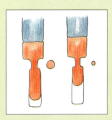

スプルー線の直径が大きいほど早くプレスが終了します．

トラブル編

実験：プレス圧，プレス時間とプレスの精度

直径3mmのスプルー線を植立した3種類のインレーと，直径1mm，長さ2cmのスプルー線を埋没し，プレス圧とプレス時間の設定をそれぞれ変えた場合にどのようにプレスされるか試してみました．
（試料提供：安藤幸治氏）

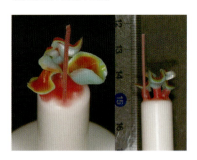

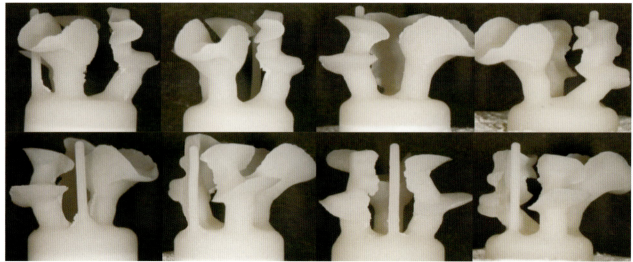

11kgf/cm², 20分　　14kgf/cm², 18分　　17kgf/cm², 15分　　20kgf/cm², 12分

どの条件でもプレスは成功していますが，マージン部などに若干のバリが発生しています．このバリは，プランジャーと埋没材の隙間の部分にせり上がってきていることからもわかるように，プレスが完全に終わった後にさらに圧がかけられたことによるものと考えられます．それぞれプレス時間が少し短ければ成功していたと推測できます．
直径1mmのスプルー線は，ほかのワックスパターンと同じ高さまでしかプレスされていないのが特徴です．1つだけ突出して長いワックスパターンは，プレスされません．複数の植立は，パターンの高さを合わせることが絶対条件です．

> プレス圧が高いとプレスの効率は上がりますが，埋没材のクラックを招いたり，バリの発生を伴ってしまいます．また，二ケイ酸リチウムのセラミックスでは反応層が厚くなる原因になります．
> 一方，プレス時間は，プレスが失敗しない範囲内でできるだけ短いのが理想です．スプルー線の太さが同じであれば，ワックスパターンが大きいほどプレスに必要な時間は長くなり，同じ大きさのワックスパターンであればスプルー線が細いほどプレス時間が長くなります．また，ワックスパターンの形状によっても必要なプレス時間にはわずかな違いがあります．プレスの精度を高めるためには，プレス圧を大きくすると埋没材のクラックやバリの発生を招く可能性があるので，プレス時間をコントロールすることが望ましいと考えます．

プレスがつなぐ歯科技工の仲間たち ③

安藤 幸治 氏
（あんどう こうじ）

大阪府・トリ・ファンクショナル・クリエイト
1968年10月11日生，大阪府出身
東京医科歯科大学歯学部附属病院勤務（1年），押見歯科診療室勤務（4年）
などを経て，1999年に開業

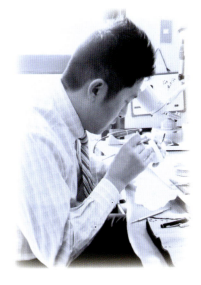

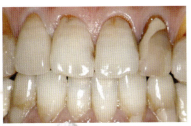

プレステクニックによる 2| クラウン（OPC3G，レイヤリング法）

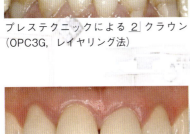

プレステクニックによる 2|12 クラウン（OPC3G，レイヤリング法）

Q. 職業として歯科技工士を選んだ理由は何ですか？

　知り合いの方のすすめで学校見学に参加した際，体験実習で行った石膏カービングがおもしろく，歯科技工士に興味をもちました．

Q. 歯科技工士を職業としてよかったと思うことは何ですか？

　日々，未熟な部分も多く感じていますが，自分が製作した修復物を装着した患者に感謝されたり，数年後に「歯科技工士」指名で呼んでもらったりしたときは，大変うれしく思います．

Q. プレステクニックに取り組んでどれくらいですか？ また，自身の技工のなかで，プレステクニックをどのように位置づけてますか？

　プレステクニックに取り組んで10年になります．ほかのセラミックスを扱う方法と比較して，保険中心の歯科技工を行う場合の作業と製作工程に大きな違いがなく，より審美的な要素を求められた場合にも対応しやすい方法だと考えます．

Q. 歯科技工士としてのこれからの展望や夢についてお聞かせください．

　今後も前向きな行動力と探求心をもって，歯科技工士として役割を果たし，あらゆる面でよりよくなるよう持続していきたいと思います．

Q. 趣味なども含めて歯科技工士としてのライフワークについて考えていることをお聞かせください．

　ゴルフと釣り（ルアー＆ジギング）が趣味です．うまくやることよりも楽しく，楽しいことをより広く，仕事も趣味もさらに深く興味をもって取り組んでいきたいと考えます．

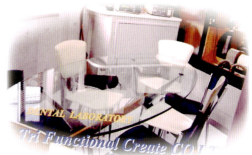

支台歯部の破折

支台歯が細いところでは，プレス時に埋没材が破折してしまい，プレス体のマージン部にバリが生じてしまうことがあります．破折した部分は位置がずれてしまっているので，バリを取り除いても適合することはありません．このような失敗を防ぐためにはどのような工夫をするのがよいのでしょうか？

（写真提供：斎藤健司氏）

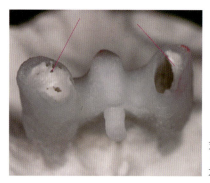

支台歯が近遠心的に細いと，プレスの際の側方からの圧力により埋没材が破折してしまうことがあります．特に下顎前歯部に多いので注意が必要です．支台歯部が圧力に耐えられるような配慮を加える必要があります．

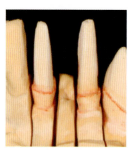 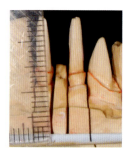

下顎の前歯，小臼歯などで支台歯が長く，近遠心幅が狭いような場合は注意が必要です．

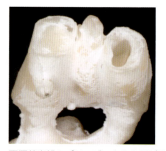

下顎前歯部のブリッジで支台歯部が破折してしまいました．同じ方法で再度プレスを行っても，結果は同じになると考えられます．

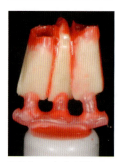 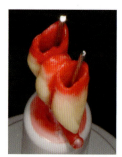

直径 3mm から直径 2mm のスプルー線に変更しました．

支台歯部の埋没材を補強するため，0.9mm のコバルトクロムのクラスプ線を埋入しました．

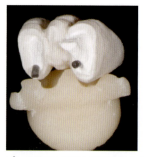 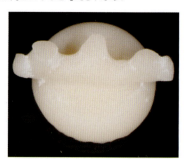

プレス時間を長めに設定したところ，プレスは成功しました．プレス時間を長くしたのは，スプルー線を細くしたためにセラミックスが全体にいきわたるのに時間がかかってしまうこと，および，それぞれのスプルー線からの湯境が残ってしまわないようにするためです．

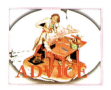

P.32 さらに詳しく

> 支台歯の形状によってはプレス圧に耐えられない場合もあります．その場合は圧の大きさや方向を考慮してスプルーイングを行います．それでも不安な場合には，金属による補強を行うと支台歯の破折を回避できます．

プレスがつなぐ歯科技工の仲間たち ④

斎藤 健司 氏
（さいとう けんじ）

秋田県・Dental Studio 健
1969年1月31日生，秋田県出身
東京都内の院内ラボ（6年），秋田県内の歯科技工所勤務（4年）を経て，1999年に開業

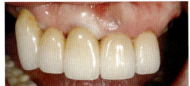

プレステクニックによる③2①ブリッジと|1 2 クラウン（e.max，レイヤリング法）

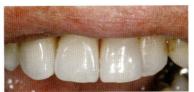

プレステクニックによる 2 1|1 クラウン（e.max，レイヤリング法）

Q. 職業として歯科技工士を選んだ理由は何ですか？

父が歯科技工士でした．父の姿を見てやりがいのある仕事のように感じ，気づいたら同じ道を選択していました．

Q. 歯科技工士を職業としてよかったと思うことは何ですか？

自分の製作した修復物を患者にとても喜んでもらえて「どうもありがとう」と声をかけられたときには，日々辛く苦しいときもありますが，歯科技工をやり続けてよかったと思います．また，自分の頭のなかでイメージした製作物が，そのままイメージどおりに再現され，口腔内でマッチしたときは，幸せを感じ，よかったと思います．

Q. プレステクニックに取り組んでどれくらいですか？ また，自身の技工のなかで，プレステクニックをどのように位置づけてますか？

プレステクニックに取り組んで3年です．主に前歯部の審美性を求められる症例に応用しています．いまは仕事の15～25％くらいですがインレー，アンレーなども徐々に金属からセラミックスに移行していますので，これから，もっともっと増えていくと感じています．

Q. 歯科技工士としてのこれからの展望や夢についてお聞かせください．

日進月歩，変化する歯科業界に対応できる知識と技術の向上に日々努めていきたいです．自分なりのこだわりをしっかりともち，常にいろいろなものを吸収しつづけていきたいと思います．今年で歯科技工歴25年ですが，この先25年もいまと変わらずに現役で頑張り，そしていまよりもさらにこの仕事を好きになっていければと思います．

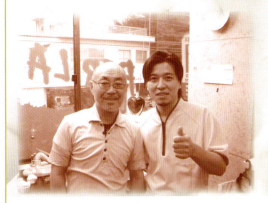

Q. 趣味なども含めて歯科技工士としてのライフワークについて考えていることをお聞かせください．

出身地である秋田に根ざした形で歯科技工に取り組みながら，地元の先輩や後輩と交流を持つことで秋田の歯科技工界の活性化に微力ながら貢献していきたいと考えています．また，中学生のときから続けている軟式野球では，日頃のストレスを発散するだけでなく，さまざまな他業種の人たちといろいろな話をできるので，自身の人間力を高めるためにも体力の続くかぎり続けていきたいと思っています．

トラブル編

プレス体のクラック

掘り出し時のクラック

プレス体を埋没材から掘り出す際に，インレーなどが破折してしまうことがあります．ちょっとした工夫で回避できます．

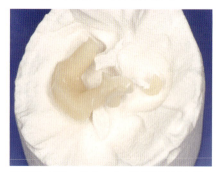

掘り出しの際，インレーの一部が埋没材中に残った状態で破折してしまいました．

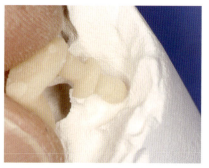

原因は，インレーの一部が埋没材中に残った状態のときに押し湯部分に外力が加わったためです．

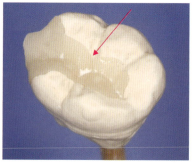

破折したインレーを模型に戻したところ，中心窩の最も薄い部分が破折していました．デバイスで厚みを計測したところ厚みに問題はありませんでした．

掘り出しの際にクラックを起こさない方法

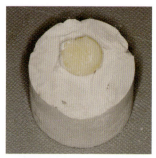

押し湯とスプルーの根本部分が露出するまで，ダイヤモンドディスクやカーバイドバー，アルミナサンドブラストなどを利用して埋没材を除去します．

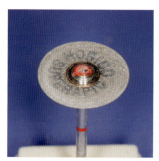

シンタタイプの薄いダイヤモンドディスクで，スプルーの根本より1mmくらいプレス体寄りの部分をカットします．スプルーをカットする際はできるだけ加熱を避けるようにしますが，水などをかける必要はありません．

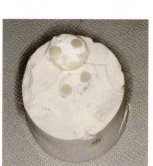

スプルーをカットしたら，鋳型の底面をもってセラミックス部分に触れないように注意しながらサンドブラストします．

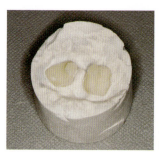

セラミックスがみえてきたら，サンドブラスターの圧力を下げ，埋没材からプレス体が分離するまで触れないよう周りを取り除いていきます．分離したプレス体は注意深く本体を把持して，セラミックス全体の埋没材を完全に取り除きます．

プレスの失敗

プレス温度のミス

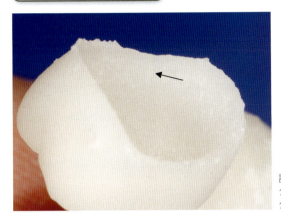

誤って普段より5℃高い温度でプレスしてしまったのが原因か，マージン付近の内面にクラックが生じていました．マージン部のバリとクラック，表面のざらつき，押し湯のクラックが認められます．

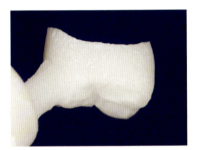

酸処理をした状態

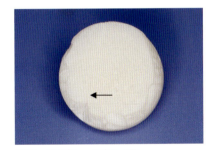 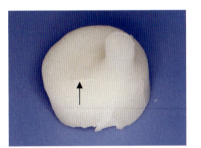

クラックが入った押し湯

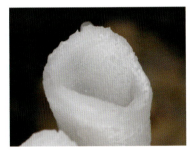

OPC3G HSをプレスする際，なめられの原因をプレス温度が低いためと判断し，加熱温度を高くしてしまったために，加熱時の段階で二ケイ酸リチウムの結晶とガラスマトリックスの状態がくずれてしまったと考えられます．加熱温度はそのままでプレス時間を長くするのが正解でした．

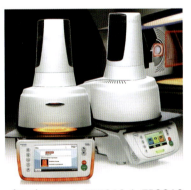

**プログラマット EP5010 と EP3010
(Ivoclar Vivadent)**
プレス圧，プレス時間などを自動でコントロールできるファーネスです．

トラブル編

適合の失敗

適合の失敗には大きく分けて3つの因子が関わっています．それぞれの技工工程を見直すことで，常に適合のよいプレス体を得ることができます．

アンダーマージン，オーバーマージン

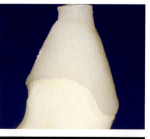

外側性のクラウンでは，埋没材の混液比の調整により比較的簡単に適正な適合を得ることができます（P.21参照）．

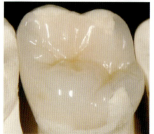

MODインレー，アンレーなどは，クラウンと違い内側性と外側性の部分が混在するため，埋没材の混液比の調整だけでは良好な適合を得ることが難しくなります．ワックスアップの際にスペーサーをうまく使用することで，複雑なマージン部の適合を得ることが可能になります．

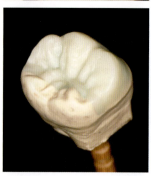

アンレーのワックスアップ
マージン部は残存歯質と移行的にします．オーバーマージンや厚みをもったマージンはセラミックスになってからの調整が困難なので，ワックスアップの段階で注意深く仕上げます．スペーサーは装着時のセメントスペースを確保するだけでなく，リリーフの役目も果たします．マージン部が複雑に設定されているものは，スペーサーの厚みを変えることでマージン部の調整が簡単に行えます．

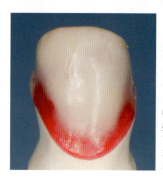

クラウンのワックスアップ
プレスミスを防ぐために，マージン部は0.3～0.5mmのカラーをつけた状態で仕上げます．カラーを残すことで，その後の技工作業中のチッピングや，ポーセレン築盛時に内面にポーセレンがまわってしまうのを防ぐこともできます．オーバーマージンにならないように注意が必要です．

スペーサーを使用した適合の確認（ラミネートベニアの場合）

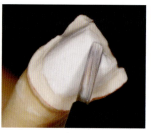 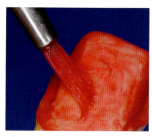

ワックスアップの際，模型のマージン部から1mm程度を残してスペーサーを塗布します．

プレス体内面に相当する部分全体に口紅をできるだけ薄く塗布します．スペーサー部分は干渉しないため，1mmの範囲内での調整で適合します．

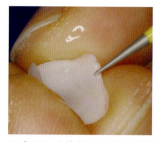

スペーサーを塗布していない部分に「当たり」が出るので，その部分をダイヤモンドポイントで削除します．

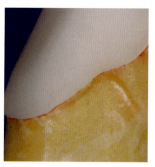 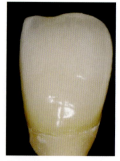

マージン部全体が均一にフィットする状態まで調整されました．

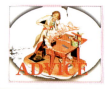

アンレーの場合のスペーサーの塗布方法
内側性と外側性の部分が混在している場合，外側性の部分に焦点をあてて埋没材の膨張を大きくすると，後の調整が可能です．

P.21 さらに詳しく

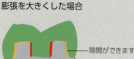
膨張を大きくした場合
内側性の部分は干渉します（この部分のスペーサーを厚くします）．
隙間ができます
オーバーしますが，後に調整が可能です．

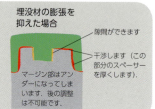
埋没材の膨張を抑えた場合
隙間ができます
干渉します（この部分のスペーサーを厚くします）．
マージン部はアンダーになってしまいます．後の調整は不可能です．

プレスがつなぐ歯科技工の仲間たち ⑤

北御門 正幸 氏
(きたみかど まさゆき)

神奈川県・ノース・テック・カンパニー
1976年1月26日生，神奈川県出身
(株)ディーエルインターナショナル勤務(5年)を経て，2001年に開業

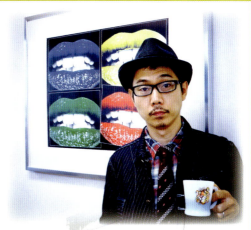

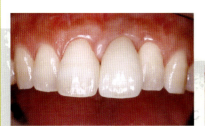

プレステクニックによる|1 クラウン
(OPC3G，レイヤリング法)

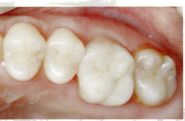

プレステクニックによる上顎大臼歯修復（|6 アンレー：OPC，ステイン法／|7 インレー：OPC，ステイン法)

Q. 職業として歯科技工士を選んだ理由は何ですか？

医療系の職業につきたいと思っていたとき，高校の進路指導の先生から歯科技工士を紹介され，調べてみると細かな作業と医療が結びつくクリエイティブな仕事であることがわかって興味をもちました．

Q. 歯科技工士を職業としてよかったと思うことは何ですか？

取引先の歯科医師から「ありがとう」と言われたり，患者が喜んでいたと聞かされたときに，自分のつくったものが口腔内で機能することの喜びを感じます．

Q. プレステクニックに取り組んでどれくらいですか？ また，自身の技工のなかで，プレステクニックをどのように位置づけてますか？

プレステクニックに取り組んで9年です．白くしたいけどあまりお金はかけられない患者や，セラミックインレーを希望する患者にはプレステクニックのステイン法で対応しています．

Q. 歯科技工士としてのこれからの展望や夢についてお聞かせください．

いろいろな意味で業界が変わる時期にきていると思います．デジタル化や工業化が進んできているなかで，自分の存在意義をつくっていく必要性を感じています．

Q. 趣味なども含めて歯科技工士としてのライフワークについて考えていることをお聞かせください．

私はファッション，車，野球，ゴルフなどが好きなのですが，それらを通じて知り合う歯科技工士以外の方からの目は気にしていきたいですね．歯科技工所をみられたときや人と会ったときに，センスや気持ちよさを感じてもらえるようになりたいと思っています．

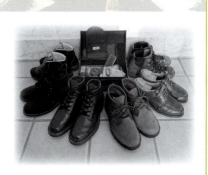

トラブル編

入らない，大きい

支台歯の大きさ（マージン部の外周の値）が違うと，同じ混液比の埋没材を使用しても膨張量が異なります．外周の小さい下顎前歯などは膨張量が小さくて適合がきつくなり，逆に外周の大きな大臼歯などは膨張量が大きくなって適合が緩くなってしまいます．したがって，支台歯の大きさや形（テーパー度）によって埋没材の混液比をコントロールする必要があります（P.21 参照）．

クラウンの場合

外側性のクラウンの場合，支台歯が小さいときは混液比を大きくして膨張量を大きくし，支台歯が大きいときは混液比を小さくして膨張量を抑えます．

実験：適合の試験

支台歯の大きさが違う3種類のワックスパターンを同時に埋没してプレスし，それぞれの適合状態を検証してみました．

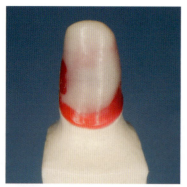
上顎側切歯

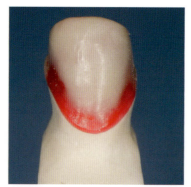
上顎小臼歯

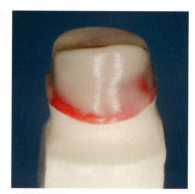
上顎大臼歯

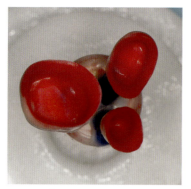
ワックスパターンを歯頸部方向からみるとマージン部の長さの違いがわかります．

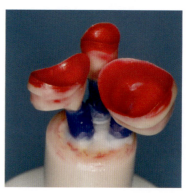
それぞれのマージン部の高さが同じになるように配置します．

適合の失敗

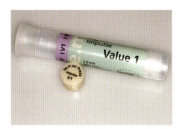
e.max V1（Ivoclar Vivadent）

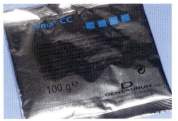
レマ CC（Dentaurum）
メタルの鋳造からセラミックスのプレスまでマルチに使える埋没材です．

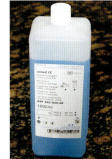
レマ CC コロイダルシリカ専用液
メーカー指定の混液比で埋没しました．

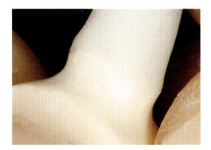
前歯の適合
良好な適合です．

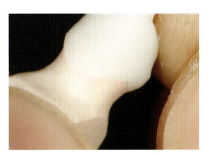
小臼歯の適合
問題のない程度ですが，若干緩めの適合です．

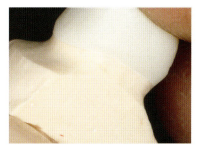
大臼歯の適合
明らかに適合が緩く，マージン部に開きがみられます．

標準の混液比では前歯の大きさの支台歯に適しており，小臼歯は若干混液比を小さく，大臼歯においてはさらに混液比を小さくすることがよい適合を得るためには必要だということがわかります．具体的には，小臼歯で 70％，大臼歯で 60％ をおおよその目安としています．

ブリッジの場合

支台歯の大きさが違うブリッジを製作する場合，混液比をどのようにコントロールするかは悩ましいところです．小さい支台歯に適合するように混液比を調整すると，大きい支台歯は適合が緩くなってしまいます．逆に大きい支台歯にあわせてしまうと，小さい支台歯ではきつくて入らなくなってしまいます．
そこでブリッジ全体の位置的な正確性を求めて，両者の中間的な混液比を選択します．結果として，大きい支台歯は少し緩く，小さい支台歯は少しきつめ（場合によっては内面の調整が必要）となりますが，ブリッジ全体としての納まりは良好な結果を得ることができます．

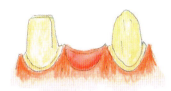

トラブル編

浮き上がり

反応層により浮き上がってしまうときがあります．反応層は，埋没材の細かい空洞にセラミックス内のガラスマトリックスが食い込み，複雑に絡み合って焼きついた状態になるものです．
反応層に影響する因子として次の点に注意しなければなりません．
① 埋没材の種類：緻密な結晶構造のものは反応層が少なく，通気性の高いものは反応層ができやすくなります．
② ワックスパターンの厚み：薄い部分は反応層が少なく，厚い部分は反応層ができやすくなります．
③ ペレットの軟化温度：軟化温度が低いほど反応層が少なく，高くなるほど反応層ができやすくなります．
④ プレス時間：プレス時間が短いほど反応層が少なく，長くなるほど反応層ができやすくなります．

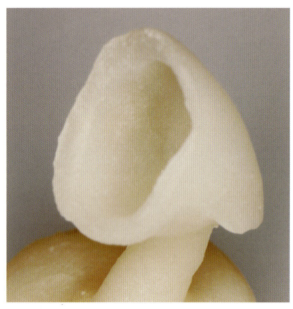

プレスの条件が適切であると，酸処理をする前の状態でもほとんど反応層はできません．プレス温度は低く，プレス時間が短いほど反応層は少なくなります．

適合の失敗

反応層の処理

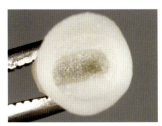
内面に反応層が残っている状態で歯型に適合させても浮き上がってしまいます．

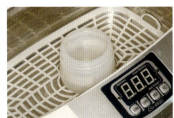
反応層中の埋没材を溶かす目的で，希釈したフッ化水素酸溶液を使用します．フッ化水素酸溶液は，濃度や処理時間によってはセラミックスを溶かしてしまうため，必要最小限の作業が望まれます．

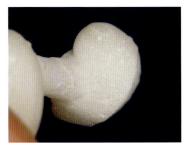
フッ化水素酸溶液の濃度が高すぎたり，必要以上に長時間酸処理をしてしまうと，セラミックス表面がエッチングされて痘痕状になってしまいます．フッ化水素酸溶液の濃度は 0.6％未満で，15 分間の超音波処理を行います．

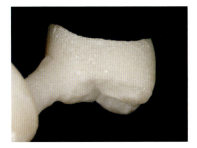
酸処理後はこのままではステイニング，グレージングができないので，ただちに流水化で中和してからサンドブラストを行います．

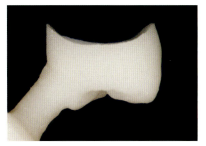
50μm，2 気圧のアルミナでサンドブラストを行った状態．表面が一層削られて，きれいな面に整えられています．

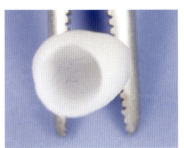
過度なサンドブラストは内面を削ってしまい適合が悪くなってしまうこともあるので注意します．

トラブル編

ポーセレン焼成時の失敗

ポーセレンの焼き割れ

ポーセレンを焼成する際，ポーセレンファーネスの温度校正は重要ですが，ポーセレンの焼き割れは，設定温度よりもフレームの形態に起因しています．

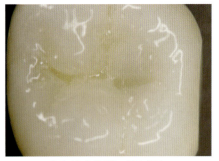

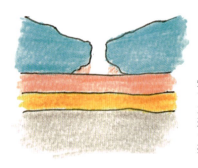

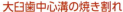
大臼歯中心溝の焼き割れ

焼き割れの内部にはアンダーカットになっている部分が存在することがあります．したがって，このままの状態でポーセレンを追加して修正しても，表面的に修復できているようにみえるだけで内部には空洞が残ってしまいます．

フレームの形態と焼き割れの関係

フレームの形態が最終的な外形とほぼ等しく，築盛するポーセレンの厚みが均一な場合，ポーセレンの収縮は各箇所でほぼ同じであるため焼き割れは起こりにくくなります．

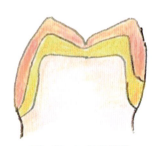
デンティン色の築盛

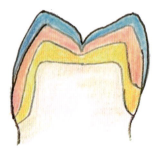
エナメル色の築盛

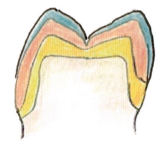
焼成後

フレームの形態が最終的な形態と一致せず，築盛するポーセレンの厚みが不均一な場合，薄い部分が厚い部分に引っ張られる形で焼き割れを起こすことがあります．このような現象を避けるために，できるだけ収縮量が少なくなるように適切なコンデンスを行う必要があります．

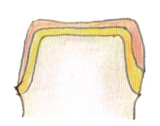
デンティン色の築盛

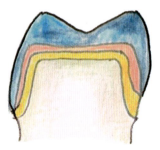
エナメル色の築盛

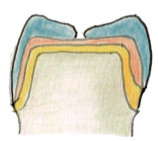
焼成後

ポーセレン焼成時の失敗

焼き割れの対処法

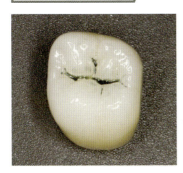

焼き割れ部分の確認
まず，どの部分まで焼きついているかをインクなどを流して視覚的に確認します．

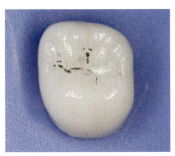

焼きついていない部分が確認できたら，アンダーカットになっている部分をダイヤモンドポイントで削除します．

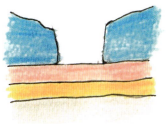

咬合面に向かって外開きになるように削除します．

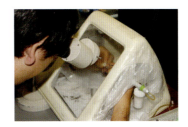

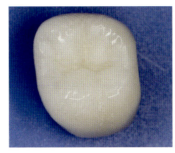

マイクロスコープ下で100μmのアルミナを用いてサンドブラストを行い，表面を整えていきます．

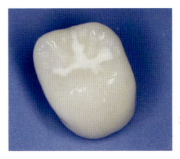

ポーセレンの築盛
コンデンスはやり過ぎないように注意します．

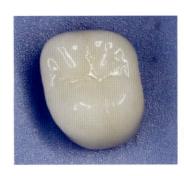

焼成後
焼き割れの部分はきれいに修正されています．

トラブル編

異物の混入

焼成したポーセレンの表面や内面にゴミや異物が入り，白濁や黒い点として現れることがあります．コンデンスの際にポーセレン表面の水分をとったり，水洗いした筆先をまとめたりする作業に問題があることが多いようです．

実験：ポーセレンとティッシュペーパー

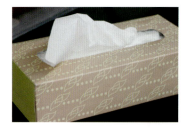

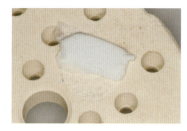

ポーセレンの表面にティッシュペーパーを一層のせて焼成してみました．

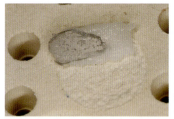

ポーセレンの左寄り部分に，ティッシュペーパーの繊維の残渣と思われる黒い部分ができています．

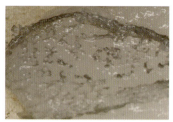

拡大図
残渣がポーセレンの表面を一層覆っています．

実際の作業においてこんなに多量のティッシュペーパーがポーセレンの表面を覆うことはありませんが，コンデンスのときなどに繊維が細かく巻き込まれることは少なくありません．ティッシュペーパーを使用する際は，焼成後の残渣を考えて適切に使用をしないと色調的な問題を起こすことがあるので，ティッシュペーパーが直接触れた部分は除去するなどして，ポーセレンの内部にティッシュペーパーの繊維が残ることのないように注意しましょう．

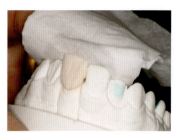

築盛時の水分除去のためのティッシュペーパーの使用は基本的に舌側から行います．

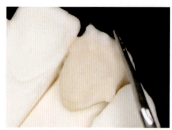

ティッシュペーパーが直接触れた部分はカットバックによって除去します．

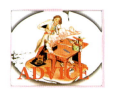

ティッシュペーパーを使用しない方法として，ドライヤーなどの温風を使う「ホットエアテクニック」（山本 眞氏提唱）は，ティッシュペーパーで触れることなくポーセレン表面の水分を取り除きながらコンデンスできるため，焼却残渣の点からも有効な方法です．

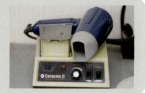

ポーセレン焼成時の失敗

色調の不良

焼成後，いつもと違った色調に焼き上がってしまう，なんとなく透明度が不足しているということがあると思います．そんなときは焼成温度に問題があることが多いので，ポーセレンファーネスの温度校正を行ってみましょう．

実験：ポーセレンの焼成温度と透明度

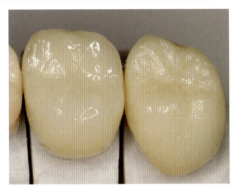

同じように築盛したポーセレンを標準より15℃高い温度（左）と15℃低い温度（右）で焼成してみました．高い温度で焼成したほうが透明度が高く，低い温度で焼成したものは透明度が低くなりました．

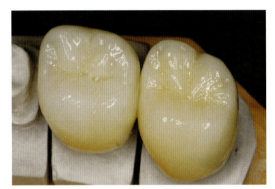

右のポーセレンは，焼成温度を30℃上げて標準より15℃高い温度で再度，焼成を行いました．透明度は高くなりましたが，左と同じような透明感は得られていません．1回目の焼成が影響していると考えられます．

> ポーセレンの色調をうまくコントロールするためには，使用するポーセレンファーネスの温度校正をしっかり行う必要があります．

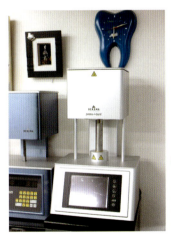

ポーセレンファーネスの温度校正

ポーセレンファーネスの温度校正を正確に行ったとしても，それぞれの機種によってセラミックスの焼成状態は微妙に違ってしまうことがあります．焼成後の色調やグレージングの際のラスター（つや）の状態が変わってきたと感じたら，ポーセレンファーネスに付属の温度校正キットを使用して温度校正を試みましょう．

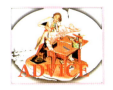

> ポーセレンの色調をうまくコントロールするためには，使用するポーセレンファーネスの温度校正が基本になりますが，希望する色調に焼成するための焼成スケジュールも重要です．同じ機種のポーセレンファーネスで，同じ焼成温度で焼成したとしても，個々のファーネスによって微妙に変わりますし，補綴装置の大きさなどに大きく影響されます．補綴装置が大きくても最終温度は変えず，そこに至るまでの熱量（加熱速度，係留時間）を調整しましょう．

フレーム用のペレットとレイヤリングポーセレンの組み合わせ

　プレステクニックにおけるレイヤリングポーセレンについては，OPC3G HS や IPS e.max プレスなどの二ケイ酸リチウム系の商品はシステムで使用することが最も望ましいと考えます．

　しかし，陶材焼付金属冠やジルコニアによるオールセラミックス同様，プレステクニックにおいてもフレーム材とレイヤリングポーセレンで別のメーカーのものを組み合わせても，組み合わせによってはよい結果を導き出すことができると考えています．

　ただし，臨床で使用する前段階として，焼き付き状態，機械的強度などの検証を十分に行い，製作時はもとより装着後のクラック発生なども起こらないという確証のもとに，自己責任において臨床活用しなければならないのはいうまでもありません．

筆者が使用する製品

　筆者は，レイヤリング法に使用するポーセレンは，以前より使用している OPC3G のレイヤリングポーセレンを使用しています．このポーセレンはジルコニアフレームにも応用可能で，幅広く活用できます．リューサイト結晶が含まれていないため，リューサイト結晶析出による熱膨張係数の上昇がなく，繰り返し焼成においてもクラックの発生などが起こらないため安心して使用できます．色調的には透明度が強いのが特徴です．

　これまで蓄積した色調コントロールのノウハウを無駄にすることなく適応できるメリットは大きく，フレームの設計においても過去の経験が活かせるというメリットもあります．

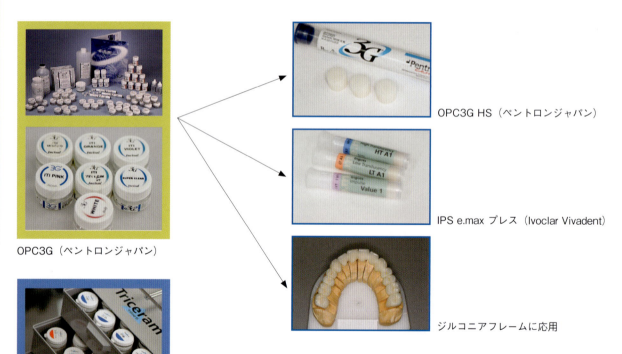

OPC3G（ペントロンジャパン）

OPC3G HS（ペントロンジャパン）

IPS e.max プレス（Ivoclar Vivadent）

ジルコニアフレームに応用

トライセラム（Dentaurum）
プレステクニックでは，ステイン法をはじめ，すべての技法に使用しています．
内部ステイン，外部ステインとして，また，ボディポーセレンなどに 10％以内で混ぜて使用することも可能です．
外部ステインとしては焼成温度は 740 〜 920℃と幅広く使用できます（後鑞付けが必要な陶材焼付金属冠には使用できません）．

各種材料の特性

用途	プレスマテリアル	プレスマテリアル	レイヤリング陶材（ガラスセラミックス）	レイヤリング陶材（ジルコニア用）	レイヤリング陶材（ガラスセラミックス＆ジルコニア用）
商品名	OPC3G HS	IPS e.max プレス	OPC3G レイヤリングポーセレン	ジーシーイニシャル Zr_FS	IPS e.max セラム
発売元	ペントロンジャパン	Ivoclar Vivadent	ペントロンジャパン	ジーシー	Ivoclar Vivadent
結晶タイプ	二ケイ酸リチウム	二ケイ酸リチウム	リューサイトフリー	天然長石，人工ガラスセラミックス	ナノフルオロアパタイト
プレス温度（℃）	910	915〜920			
焼成温度（℃）			774	810	750
熱膨張係数（10^{-6}℃）	10.4 ± 0.4	10.5	9.8 ± 0.5	9.4 ± 0.5	9.5
3点曲げ強度（MPa）	400 ± 50	400	105 ± 23	90	90
溶出量（mg/cm^2）	< 100	40	< 100	12	―

熱膨張係数とは

　物質を加熱すると，膨張して長さや体積が大きくなります．これを加熱膨張とよびますが，所定の温度に達したときの熱膨張率（％）で表す方法と，ある温度域での平均膨張係数（熱膨張係数）で表す方法の2つがあります．

　たとえば，e.maxの熱膨張係数が「10.5×10^{-6}／K（25-500）」と表示されている場合，25℃から500℃まで温度を上昇させたときに，$10.5 \times 0.000001 \times 475 = 0.0049875$ 膨張することを示します．このとき，500℃での熱膨張率は0.49875％です．

　一般的に，陶材焼付金属冠においては，ポーセレン側に圧縮応力，メタル側に引張り応力が働くように金属とポーセレンの熱膨張係数の差は 1×10^{-6} 程度であればよいとされています．しかし，プレステクニックによるフレーム材とレイヤリングポーセレンの組み合わせにおいては，それ以上に近いことが求められるように思われます．なぜなら，メタルと違い，セラミックスでできたフレームに大きな引張り応力が発生してしまうと，フレーム自体にクラックが生じてしまうからです．フレームが薄いなどの欠陥がある場合などには，理想的な組み合わせをしてもクラックが生じてしまうので注意が必要です．

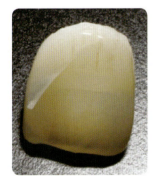
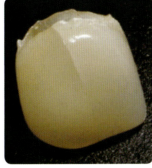

薄いe.maxのフレームにIPS e.maxセラムをレイヤリングし，形態修正後にクラックが発生した試験片．フレームの厚みを0.3〜0.4mmと薄くすると，グレージング後，数時間から数日でクラックが発生することがあります．

トラブル編

表面性状の再現の失敗

表面性状は，隆線や溝による表面の凹凸を表す「表面形状」と，光沢の度合を表す「光沢度（ラスター）」の2つの要素に分けることができます．

表面形状の違い

表面形状とは，歯冠表面の隆線や溝などによってつくり出される表面の状態のことを表します．一般的には年齢とともに形状は弱くなり，ブラッシングの影響も受けやすく，特に，犬歯から第二大臼歯は，ブラッシングによって平坦化されやすいといわれています．

表面形状は，正確な印象採得により製作された石膏模型で観察できるほか，患者の口腔内を直接観察するか，もしくは口腔内写真によって判断します．ただし，フラッシュを使用して撮影した口腔内写真では表面形状の観察が困難になるため，表面形状を観察・再現するためには，自然光の下で撮影したり，フラッシュの影響を受けないように角度を調節して撮影することが求められます．

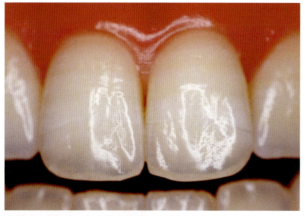

自然光で撮影した口腔内写真
表面形状や色調など，歯固有の特徴を読み取ることが可能です．「吉田による表面形状の分類」のTYPE1に相当します．

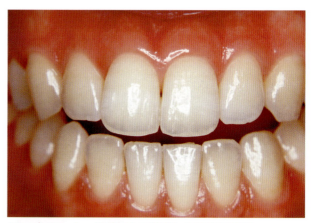

リングフラッシュを使用して撮影した口腔内写真
歯列全体の形態や色調は確認できますが，表面形状の一部は失われてしまっています．

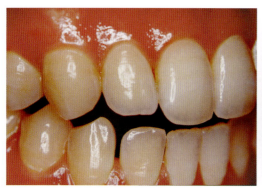

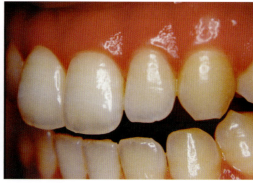

撮影する角度を変えると，正面からではみえない隣接面の形態や表面形状が観察できます．また，切縁部の色調を三次元的に読み取ることができます．

表面性状の再現の失敗

表面形状の表現の仕方

表面形状をうまく表現できると天然歯のような質感を得ることができます．表面形状は透明感や彩度，明度にも影響を与えるため，審美修復にとって重要です．「吉田による表面形状の分類」をもとに，歯をしっかり観察することがポイントになります．

吉田による表面形状の分類

TYPE1	縦または横，もしくはその両方の隆線と溝が表面に存在する形状．微細なしわや凹凸，周波条もあり，複雑な表面形状を示すもの．
TYPE2	縦または横，もしくはその両方の隆線と溝が表面に存在する形状．微細なしわや凹凸，溝はなく，全体的に滑らかな表面形状を示すもの．
TYPE3	縦，横に走る隆線，溝がほとんど表面に存在せず，全体的に平坦な形状を示すもの．

（吉田明彦：SURFACE TEXTURE−正確かつ効果的なコミュニケーションのためのシステマティックなアプローチについて．QDT, 27 (11)：24〜34, 2002.）

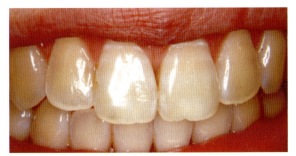

TYPE2に相当します．もともとTYPE1の歯が，過度なブラッシングなどの結果としてTYPE2に移行したと思われます．

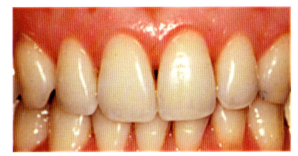

TYPE2に相当します．もともとTYPE1の歯が，過度なブラッシングなどの結果としてTYPE2に移行したと思われます．

表面形状を上手に再現するために，2種類のチェックを忘れずに！
形態修正中のセラミックスは磨りガラスのような色調で影ができないため，隆線部のラインアングルなどを確認するのが難しく，また，完成時の形態と色調の関係を判断することも難しくなります．シルバーパウダーとステインリキッドを使用してチェックを行うことで，形態と色調の関係を再現できるようになります．

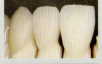
微細な表面形状を再現しましたが，磨りガラス状のため形態の立体感を感じるのが難しい状態です．

不透明なシルバーパウダーを振りかけることで，ラインアングル，微細な周波条などを細かくチェックできます．

次に透明なステインリキッドを塗布すると，グレージング後に近い色調で形態と表面形状を確認できます．

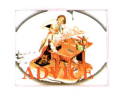

P.47 さらに詳しく

トラブル編

光沢度（ラスター）の違い

歯冠表面の光沢度は光の反射率を左右し色調に影響を与えるため，形態や表面形状と同様，天然歯に近い審美修復を行ううえで重要です．

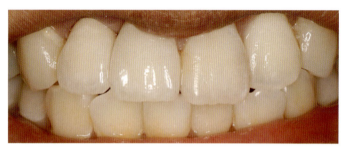
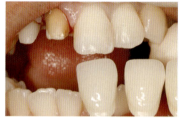

<u>2 1</u>｜クラウン
周波条が弱く，光沢度が高く，反対側同名歯と調和していません．表面形状を修正し，低めのグレーズ温度でもう一度光沢度を修正することにしました．

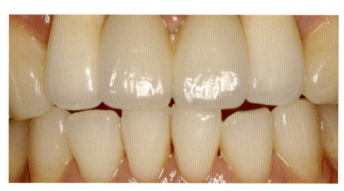
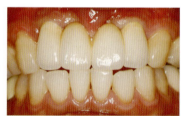

②<u>1｜1</u>② インプラントブリッジ
<u>1｜1</u> 表面の質感が全体と調和していません．光沢度が低いため透明感も不足気味に感じます．機械研磨によって，光沢度を上げました．

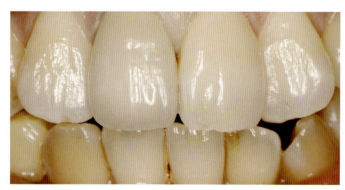
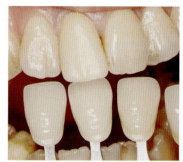

<u>1</u>｜クラウン
光沢度が低く，研磨による調整が必要です．

表面性状の再現の失敗

光沢度の表現の仕方

光沢度は表面形状と違い石膏模型では観察することができないため，基準としてシェードガイドタブを使用して表現するとうまくいきます．

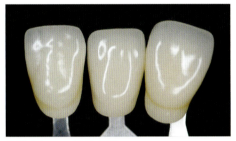

各社のシェードガイド
メーカーが違っても光沢度はほぼ一定です．「シェードガイドより光沢度が高い」というように光沢度の基準にすると，口腔内で調和する修復物を製作できます．

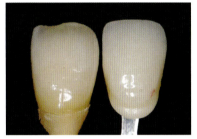

シェードガイドと同じ光沢度になるようにラミネートベニアを製作しました．

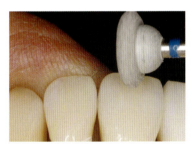

表面形状の再現が傷のように残ってしまった場合や，つやが出すぎたときは，つやを落とすためにマニーシリコンポイントPタイプ ブルー（モリタ）を使用します．

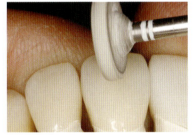

傷を削除した後のつや出し，またはつやを増やしたいときには，セラマスター（松風）を使用します．

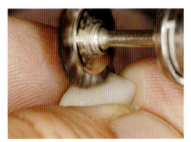

グレージング後の光沢度の調整
グレージングを行った後，ロビンソンブラシとジルダイヤ（デンタルアルファ）を使用して所望の光沢度になるように調整します．10,000rpm以下で行います．

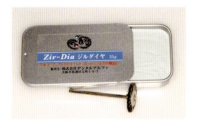

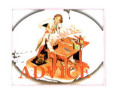

表面性状は石膏模型や口腔内写真などをもとに再現しますが，口腔内に装着したときにぴったり合うことはまれです．臨床では，光沢度（ラスター）を少し抑え気味につくり，試適時に足りない分を研磨，調整するとうまくいきます．

トラブル編

ブリッジの形態修正と表面形状

ブリッジでは連結部の強度を確保するために連結部を大きくせざるを得ず，隣接部の独立感を出すための切り込みを深く入れることができません．そのような条件のなかで，形態修正，表面形状の付与，ステイニングをどのように行えばよいのでしょうか．

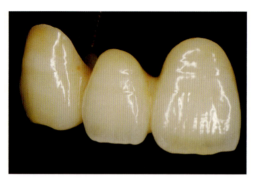

レイヤリング法によるブリッジ

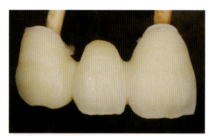

形態修正，表面形状の付与
レイヤリング法はセルフグレージングを行いますので，表面形状の付与はやや強めに表現します．

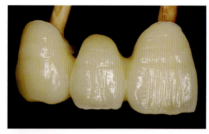

色調の確認
ステインリキッドを塗布して色調を確認します．

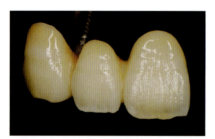

ステイニング
連結部の切り込みを深く入れることができないので，独立感を出すためにオレンジ，ブラウンのステイニングを行っています．

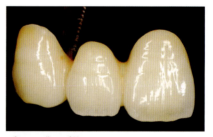

グレージング後

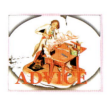

ブリッジの形態修正のポイントは，下部鼓形空隙の調整にあります．切り込みを深くしなくても，切り込みを舌側寄りに入れることで歯の独立感はある程度再現できます．また，切り込みを舌側に寄せることで歯肉との接触面積を最小限にでき，清掃性の高いブリッジに仕上げることができます．

プレスがつなぐ歯科技工の仲間たち ⑥

磯谷 貴幸 氏
（いそがい たかゆき）

愛知県・Curio Dental Space
1972年5月31日生，愛知県出身
医療法人至誠会二村医院（2年）や愛知県内の歯科技工所勤務（17年）を経て，2009年に開業

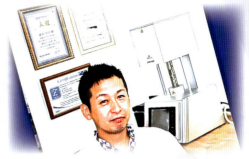

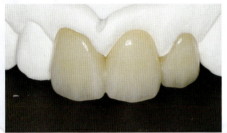

プレステクニックによる①1②ブリッジ
（e.max，レイヤリング法）

Q．職業として歯科技工士を選んだ理由は何ですか？
　職人だった父の影響で，技術で評価される職業につきたいと思ったからです．

Q．歯科技工士を職業としてよかったと思うことは何ですか？
　カウンセリングなどを通して患者・歯科医師と意見交換を重ねてつくったものが，最終的に患者に満足してもらえたときは，大変うれしく思います．

Q．プレステクニックに取り組んでどれくらいですか？　また，自身の技工のなかで，プレステクニックをどのように位置づけてますか？
　プレステクニックに取り組んで5年ほどです．陶材焼付金属冠やジルコニアフレームのセラミックスに比べ，製作中のトラブルも少なく，審美的にも優れているのでおすすめしています．

Q．歯科技工士としてのこれからの展望や夢についてお聞かせください．
　CAD/CAMの保険導入など，変化していく歯科技工にどのように対応していくかが，今後の課題だと考えています．

Q．趣味なども含めて歯科技工士としてのライフワークについて考えていることをお聞かせください．
　趣味はゴルフとスポーツ観戦です．仕事，家族，自分，それぞれのバランスを大切にして，一生懸命働いていきたいと思います．

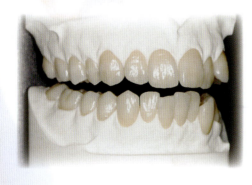

ハイブリッドセラミックス「エステニアC＆B」コンテスト入賞作品

トラブル編

ステイニングの失敗

色調の不良

ステイニングによる色調のコントロールは簡単なようで非常に奥が深く，彩度を上げたり，明度を下げるのは比較的簡単ですが，逆に彩度を下げたり，明度を上げるのは難しいテクニックです．また，透明度をコントロールするのも至難の技です．これらのことを理解したうえで，ベースとなるペレットをどう選択するのか，ステインでどのように着色するのかを計画する必要があります．

色調のコントロール

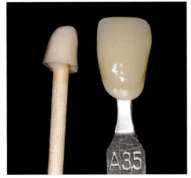
支台歯が天然歯で特に色調的な問題がない場合．ワックス(キュービックワックス；ジーシー)で色調確認用の支台歯をつくります．芯の部分はつまようじです．

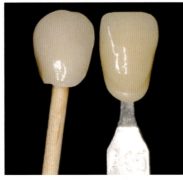
指定のシェードより，彩度が低くなってしまいました．

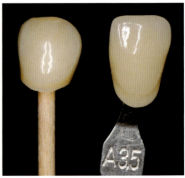
ステイン法のテクニックを使い，A body と NEUTRAL で全体の彩度を上げて調整しました（P.52 参照）．

色調のコントロールの基本

色調を再現するためには，色相，彩度，明度の3要素に加えて，透明度もコントロールしなければなりません．ステイン法は天然歯の三次元的な色調を二次元で表現しなければならないという難しさをもっていますが，焼成を数回に分けることで塗り重ねが可能なこと，透明材の配合を変化させることで透明度を変化させられることから，ある程度，三次元的な色調の再現が可能です．

色要素＼調整法	上げる	下げる
色相	赤，黄色，青，緑などを加えることで色味を変える	
彩度	クロマの追加	補色の追加
明度	白の追加	白以外の色調を追加
透明感	青，グレーの追加	白の追加

ステイニングの失敗

色調のコントロールの実際

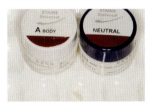

彩度の調整
A body はシェード A 系統の彩度を上げるためのステインです．A1 から A2，A3 と彩度を上げるときに使用します．その際，透明度を低下させないように NEUTRAL を 30％程度加えます．

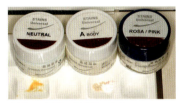

彩度の調整と色相の変換
A body に NEUTRAL を 30％程度加え，さらに PINK を加えると，赤みの強い A シェードを再現することができます．逆に緑を加えると，A シェードより赤みの少ない色調を再現することができます．

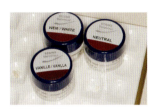

明度の調整
WHITE，VANILLA，NEUTRAL を 1:1:2 で配合することにより，彩度を下げ，明度を上げることができます．ただし，明度を上げるのは A2 から A1 というように 1 シェード程度が限界です．

一次色と二次色，補色の関係

赤，青，黄色は一次色といいます．また，緑は青と黄色から，オレンジは赤と黄色から，紫は赤と青からできているため二次色といいます．そして，赤と緑，青とオレンジ，黄色と紫は補色の関係といいます．この関係を理解することで色調のコントロールに活かすことができます．

一次色と二次色，補色の関係

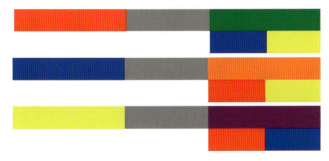

補色と色調のコントロール
理論的には，赤みが強い場合は補色である緑，黄色みが強い場合は補色である紫をステイニングすれば色調をコントロールすることが可能ですが，実際にはそのようなコントロールを行ってもあまりよい結果を得ることができません．
色相の変換をうまく行うためには，赤みや黄色み，その両方のオレンジなどを加えていくことが成功への近道だと思います．希望するシェードよりやや明度が高く，赤み，黄色みが足りないくらいのベースの上にステイニングしていくのが失敗の少ない方法だと思います．

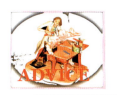

P.102 さらに詳しく

クリスタルアイを使用した色調の調整

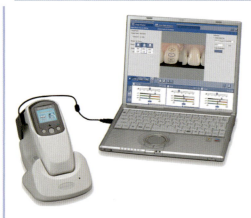

クリスタルアイ（ペントロンジャパン）

撮影時に外光を遮断し，標準補正された7band LED光源で歯を撮影できる専用のカメラと，撮影した画像をシェード分析できる「クリスタルアイアプリケーションマスター」で構成されています．7band LED光源は，従来のRGBによる3band方式では感知できなかった色域まで測定することが可能です．人間の目で知覚できる色域の約90％をカバーできます．ソフトに内蔵されているシェードガイドの色情報をもとにシェードガイドの色調を分析することができ，その情報をうまく利用すれば，明度が近いシェード間での色相，彩度の調整を行う際の具体的な方法がわかります．

【クリスタルアイの主な機能】

① 歯頸部，中央部，切縁部に分けて判定できる．
② 5種類のシェードガイドが登録されているほか，オリジナルのシェードガイドも登録できる．
③ 色差情報（明度，赤み，黄色み）の相対値が確認できる．
④ 生活歯と推奨シェードとの画像比較が行える．

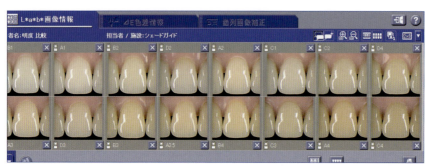

シェードガイドを測定し明度の高い順に並べたもの

色調のコントロールで最も難しいのは，明度を上げることです．明度を上げるためには白を使用するしかありませんが，白は透明度を下げてしまうため，ステイン法における色調のコントロールには使用できません．色相を変えたり，彩度を上げることが，結果として明度を下げることになるため，ステイン法におけるベースの色調は，2段階くらい明度の高いものを選択するのがベストです．たとえば，A3を再現するならA1，A4を再現するならA2のペレットをプレスするのがよいと思います．

【クリスタルアイを使用した色相の変換と彩度の調整】

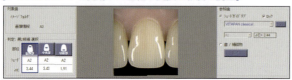

A3とA2の比較（左半分：A3，右半分：A2，写真は合成）

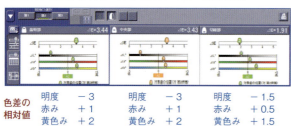

| 色差の相対値 | 明度 －3
赤み ＋1
黄色み ＋2 | 明度 －3
赤み ＋1
黄色み ＋2 | 明度 －1.5
赤み ＋0.5
黄色み ＋1.5 |

A3をA2と比較した場合の色差情報の相対値より，A3の色調を得るためにはA2に赤みと黄色みを加えて彩度を上げ，明度を下げることが必要だとわかります．つまり，赤と黄色の二次色であるオレンジ（黄色が多め）でステイニングすることで，彩度が上がり，明度が下がり，色相の変換を行うことができます．

もし逆にA3をA2に変換するには，青と緑（青と黄色の混合）をステイニングして彩度を下げ色相を変換することになりますが，明度もさらに下がってしまうため，失敗してしまいます．

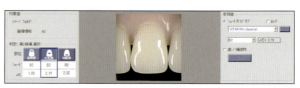

A2とB2の比較（左半分：A2，右半分：B2，写真は合成）

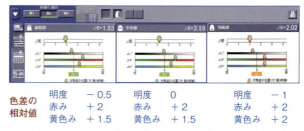

| 色差の相対値 | 明度 －0.5
赤み ＋2
黄色み ＋1.5 | 明度 0
赤み ＋2
黄色み ＋1.5 | 明度 －1
赤み ＋2
黄色み ＋2 |

ほとんど認識できないくらいA2とB2の色差は少ないことがわかります．色差情報の相対値をみても，A2はB2に比べてわずかにオレンジがかって（赤みと黄色みが高い），彩度もすこし高いだけです．B2をA2に変えるにはオレンジをほんの少しステインするだけでよいことがわかります．

【クリスタルアイを使用した色調のコントロール（レイヤリング法の場合）】

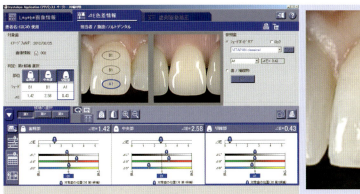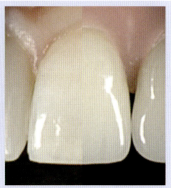

天然歯のシェードテイキング（左：口腔内，右：A1シェードガイド）
クリスタルアイを使用してシェードテイキングと色差分析を行ったところ，歯頸部 B1，中央部 B1，切端部 A1 と分析されました．

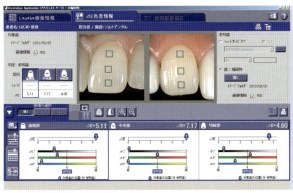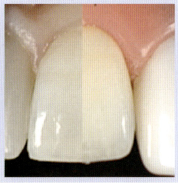

レイヤリング途中の色差の確認（左：口腔内，右：修復物）
オペーシャス，デンティン，エナメルまでの焼成を行い，その段階で歯の色調と色差分析を行いました．この段階では最表層の透明を有していないため，修復物は天然歯に比べて，明度が高く，黄色みが強いという結果が出ています．もちろん，表面に透明のレイヤリングポーセレンを盛り上げることで明度は下がり，黄色みはそれによって抑えられますが，カラートランスの配合によって色相をコントロールすることも可能です．
歯頸部付近には，ピンクのトランス，中央部には少し青みがかったトランス，切縁付近には少し白っぽいトランスというふうに，それぞれのゾーンによってトランスの種類を変えて築盛，焼成します．

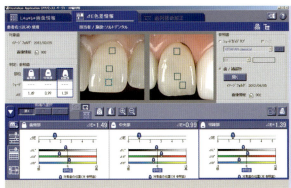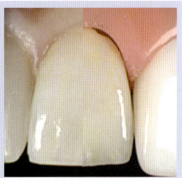

グレージング後の色差の確認（左：口腔内，右：修復物）
二次焼成後，形態修正してグレージングを行ったものの色差分析を行いました．この結果を踏まえて，必要があれば表面ステインで調整します．
色差的には問題ない程度の仕上がりとなっていますが，切縁部の透明層はシェードガイドやデータで読みとることができません（P.42 参照）．写真をみると切縁部の透明度がやや強いため，切縁部に白っぽいエナメル色が必要なことがわかります．

トラブル編

ステイニングの順序

ステイン法で数回に分けてステイニング，焼成を繰り返す場合は，どのような順序でステイニングを行うとよいのでしょうか？

実験：ステイニングとグレージング

使用ステイン：トライセラム（Dentaurum），焼成温度：770℃

グレージングを先に行う場合

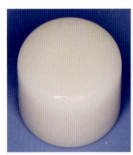
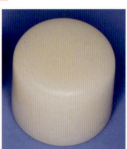
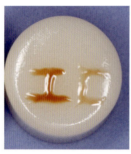
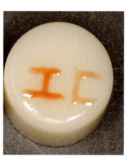

グレージングパウダー　　　　焼成　　　　ステイン塗布　　　　焼成
（NEUTRAL）塗布

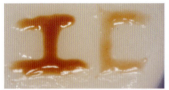
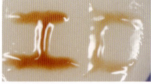

グレージングの表面にステインを塗布した状態（左）とステインを焼成した状態（右）．ほんのわずかににじんでいるように感じます．

ステイニングを先に行う場合

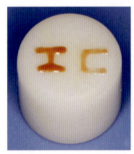
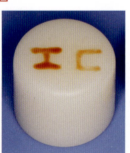
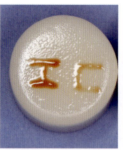
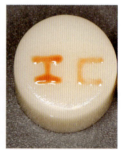

ステイン塗布　　　　焼成　　　　グレージングパウダー　　　　焼成
　　　　　　　　　　　　　　　（NEUTRAL）塗布

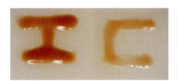
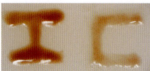
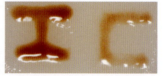

ステインを塗布した状態（左）と焼成した状態（中），グレージング後の状態（右）．ほとんどにじまずに積層されています．

> グレージング後にステイニングを行うと下地ににじんだような感じになりますが，ステイニングのあとにグレージングを行うと，ほとんど下地ににじまず，ステインの色がはっきりと出ます．

ステイニングの失敗

ステイン焼成後の摩耗

ステイニングによる着色，グレージングによるつや出しを行った場合，そのつや（表面の状態）は，長期的に維持できるのでしょうか？ その条件としてステインの焼成温度はどのように影響しているのかを簡単な実験で検証してみました．

実験：ステインの焼成温度と耐摩耗度 使用ステイン：イニシャルステイン（ジーシー）

（試料提供：斎藤健司氏）

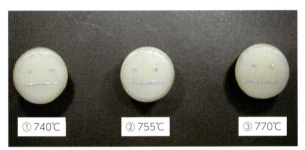

ステイン塗布
ブルーのステインを焼成後，グレージングを行いました．

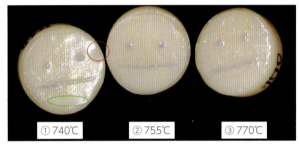

グレージング後，研磨した状態
740℃ではつやがなくなりましたが，755℃以上ではつやが維持されていました．この結果から最低でも755℃以上で焼成することが必要であることがわかりました．

研磨 \ 焼成温度	① 740℃	② 755℃	③ 770℃
ブラウンシリコンポイント（松風）30,000rpm	60秒	100秒	100秒
マニーシリコンポイント Pタイプ ブルー（モリタ）30,000rpm	20秒	50秒	50秒

内部ステインにおいては740℃で適切ですが，外部ステインにおいて755℃以上で焼成することが望ましいことがわかりました．ステインの焼成温度に幅がある場合，ある一定の温度以上で焼成するほどステイン自体の強度も高くなることが考えられます．できるだけ高い温度で焼成することを考えましょう．

トラブル編

実験：ステインの種類と耐摩耗度　使用ステイン：トライセラム（Dentaurum）

ペレットにステインを塗布，焼成し，焼成温度によって表面の硬さ（耐摩耗度）がどれだけ違うかを試してみました．

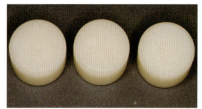

IPS エンプレス（Ivoclar Vivadent）

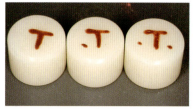

1回目のステイン焼成後
ブラウンのステインでTの文字を記入し，すべてのものを同じ条件（最終温度800℃）で焼成しました（左から，試料1，2，3）．

乾燥	5分以上
焼成開始温度	450℃
昇温速度	55℃／分
真空度	100
焼成温度	800℃
係留	1分（大気下）

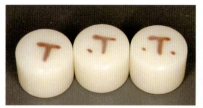

2回目のステイン塗布
NEUTRALを濃いめに混和して，ペレットの上面全体を覆うように塗布しました．

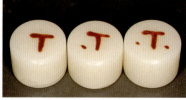

2回目のステイン焼成後
試料1は740℃，試料2は770℃，試料3は800℃で焼成しました．2回目の焼成によって，1回目に塗布した文字が完全に覆われています．2回目の焼成温度の違いによって，試料1はつやがなく表面のざらつきが多く，試料2はつやはあるが表面に少しざらつきがあり，試料3は表面につやがあり透明感も強く出ています．焼成温度が高いほど，透明度が高く，表面が滑らかになるといえます．

乾燥	5分以上
焼成開始温度	450℃
昇温速度	55℃／分
真空度	100
焼成温度	試料1：740℃
	試料2：770℃
	試料3：800℃
係留	1分（大気下）

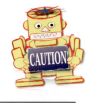

P.52 さらに詳しく

ステインを塗布するときに入ってしまった気泡は，真空下で焼成したとしてもそのままの状態で残ってしまいます．ステインパウダーやグレージングパウダーを専用のリキッドで混和するときは，ジルコニアの練和棒やガラス棒などでよく混ぜ合わせて気泡をなくすようにしましょう．

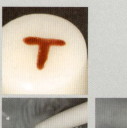
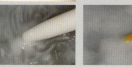

ステイニングの失敗

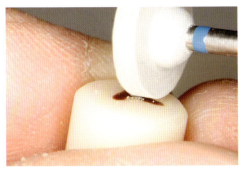

マニーシリコンポイント P タイプ ブルー（モリタ）でステイン部分を削り取るつもりで強く押しつけても，表面が滑沢になるだけで文字部分には変化がありませんでした（30,000rpm）．

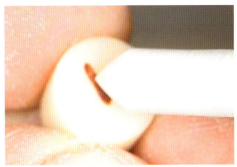

同じくマニーシリコンポイント P タイプ ブルー #13（モリタ）を強く押しつけても，結果は同じです（30,000 rpm）．

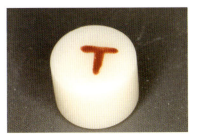

試料 1 は表面のざらつきが消え，滑沢になりました．

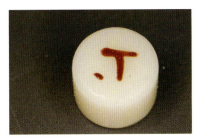

試料 2 も表面のざらつきが消え，滑沢になりました．

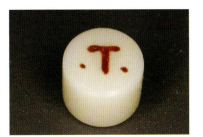

試料 3 はほとんど変化がありませんでした．

P.105 の実験の試料と比較して，本実験に使用したステインのほうが耐摩耗度が高い（硬い）ことがわかりました．また，ステイニングを行っていないものと比較しても，試料 1～3 はいずれも摩耗が認められず，表面硬さが向上していることが確認できました．プレスセラミックスによる修復物の表面は，機械研磨で仕上げるよりもグレージング（NEUTRAL の塗布）したほうがよいこと，グレージング後のラスターの調整が可能であることがわかります．

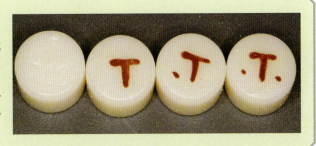

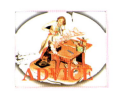

ステインの種類によって，表面の摩耗度に差が出てきます．ステイン選択の際には色だけでなく硬さも考慮しましょう．

トラブル編

装着時の失敗

色調の不良

口腔内に装着した際に，試適時に確認したときとは違う色調になることがあります．試適時の条件をセメント合着したときと同じ条件にする必要があります．

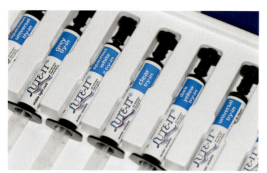

トライインペースト（ペントロンジャパン）
オールセラミックスの試適を行うために，セメントと同じ色調のものが用意されています．単色で使用することも，違う色を混ぜ合わせて使用することもできます．厚みのないオールセラミックスではセメントの色調によって最終的な色調が変化してしまうため，試適を行うことは重要です．

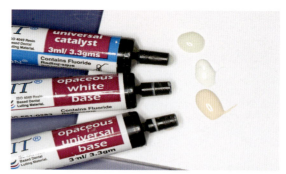

色調の違うペーストを混ぜ合わせて，オリジナルの色調をつくることも可能です．

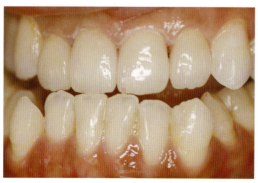

クラウンの試適
 2112 のクラウンを仮グレージングを行った段階で色調と形態の確認のために試適した状態です．支台歯は天然歯です．トライインペーストをクラウンと支台歯の間に介在させることで，セメント合着したときと同じ条件で色調を確認することができます．

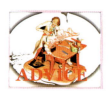

フィラー含有量の多い接着性レジンセメントを使いましょう！
セメントが軟らかいと，咬合圧がかかったときにセメントが変形してしまい，クラウンがたわんで破折してしまいます．硬い接着性レジンセメントで接着すると，クラウン，セメント，支台歯が一体となるため，歯根膜が咬合圧を干渉することになります．

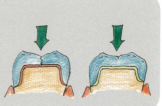

プレスがつなぐ歯科技工の仲間たち ⑦

千田 哲也 氏
（ちだ　てつや）

宮城県・南光台歯研
1979年10月18日生，宮城県出身

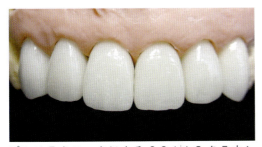

プレステクニックによる 3 2 1|1 2 クラウン
（e.max, カットバック法）
※|3 はメタルコアのためジルコニアフレームに
Vintage ZR（松風）を築盛

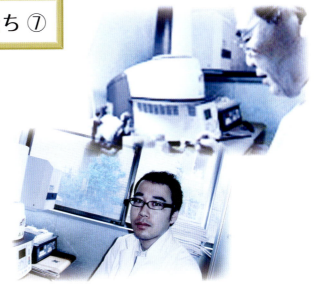

Q．職業として歯科技工士を選んだ理由は何ですか？
　ものづくりが好きだったからです．

Q．歯科技工士を職業としてよかったと思うことは何ですか？
　セラミックスを装着して，患者に喜んでもらえたときによかったと思います．

Q．プレステクニックに取り組んでどれくらいですか？ また，自身の技工のなかで，プレステクニックをどのように位置づけてますか？
　4年前から導入しています．臼歯部の全部金属冠，インレーなどをプレスセラミックスに変えて気に入ってもらい，前歯までプレスセラミックスで治療するケースが多いです．女性の患者が圧倒的に多いと思います．

Q．歯科技工士としてのこれからの展望や夢についてお聞かせください．
　CAD/CAMの保険導入により，歯科技工のアナログ的な部分とコンピュータによるデジタルの融合がさらに進むと思います．我が社でも，CAD/CAMの導入による品質向上と，歯科医師と患者の満足度アップを目指していきたいです．

Q．趣味なども含めて歯科技工士としてのライフワークについて考えていることをお聞かせください．
　サッカーが好きで，月2回のフットサルとベガルタ仙台の試合観戦を楽しんでいます．歯科技工に関しては．「自分でつくった製作物を，常に客観的な眼でみて問題点をみつけ，次の製作物に活かしていく」ことを常々社長にいわれており，心がけていきたいと思っています．

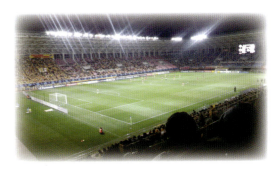

トラブル編

口腔内での破折

特に上顎前歯では，切縁部にかかる咬合圧に配慮しながらフレームを設計し，口腔内での破折を未然に防ぐ必要があります．

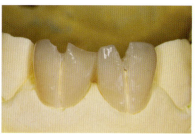

フレーム形態の不良による破折

口腔内装着10日後に，1|1 連結クラウン（レイヤリング法）の|1 近心部が破折してしまいました．
原因としては，フレーム形態の不良が考えられます．
（写真は，1|1 それぞれ中央部分でカットしたものを石膏模型に戻した状態）

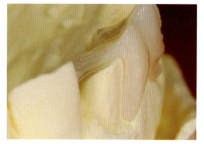 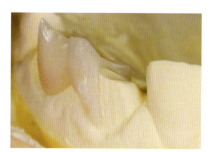 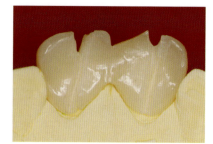

フレームの設計がみて取れます．切縁部は1.5mm程度レイヤリングされています．また，舌側中央部に深く咬みこんでいることがわかります．

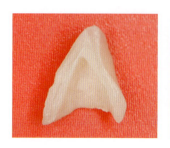 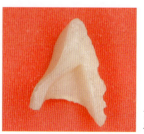

フレームを切縁部まで延ばすか，切縁をフレームで覆ってしまう形態に変更することで破折のリスクは少なくなります．

装着時の失敗

強度を優先したフレーム形態

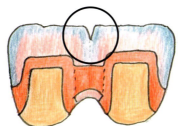

破折したフレーム形態
連結部隅角部にはフレームのサポートのない部分が広くできてしまいます．

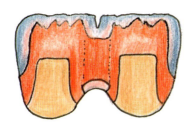

破折を考慮したフレーム形態
破折を考慮しながらも，審美性を損なわない配慮ができています．

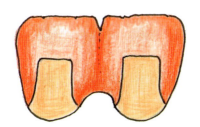

破折を考慮したフレーム形態
舌側切縁部をフレームで覆うことで，強度は十分に発揮できますが，切縁部の透明感の表現が難しくなります．

舌側切縁部をフレームで覆ったときの透明感の再現法

切縁部までプレス体で覆う場合，透明部の表現が難しくなります．エナメル部までの築盛を行った後にブルーとグレーで内部ステインする方法と，形態修正後にステイン法と同じようにブルーとグレーをステイニングし，その上から白をステイニングする方法があります．

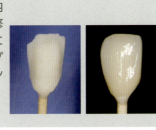

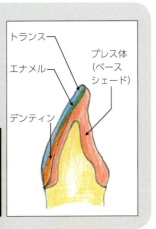

トランス
エナメル
デンティン
プレス体（ベースシェード）

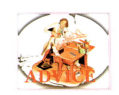

P.55 さらに詳しく

プレスがつなぐ歯科技工の仲間たち ⑧

舟木 寿美男 氏
（ふなき　すみお）

鳥取県・上田歯科医院
1964年7月21日生，鳥取県出身
鳥取歯科技工専門学校卒業後，上田歯科医院勤務（29年）

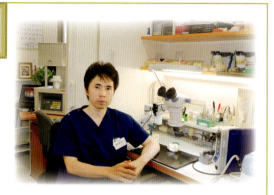

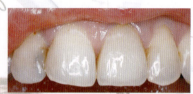

プレステクニックによる 1| クラウン
（OPC3G，レイヤリング法）

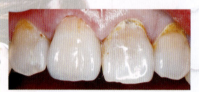

プレステクニックによる |1 クラウン
（OPC3G，レイヤリング法）

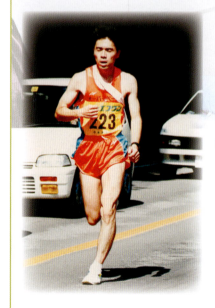

Q. 職業として歯科技工士を選んだ理由は何ですか？

　もともとは公務員になろうと思っていたのですが，公務員試験に落ちてしまい就職浪人を考えました．そんなときに，いとこから歯科技工士という職業を紹介され，ものづくりで人に貢献できる仕事もよいかなと思い，この道に進みました．

Q. 歯科技工士を職業としてよかったと思うことは何ですか？

　自分がつくりだしたものはすべてオリジナルであり，この世に2つとないことに何よりおもしろさを感じます．しかも，それがただの芸術ではなく，患者の口腔内で機能しなくてはならないという難しさもやりがいにつながります．それから，クリエイティブな仕事なので認知症の予防にもなりそうですね（笑）．

Q. プレステクニックに取り組んでどれくらいですか？　また，自身の技工のなかで，プレステクニックをどのように位置づけてますか？

　プレステクニックに取り組んで6年ほどです．オールセラミックスでは前歯から大臼歯まで単冠であればかなりの割合をプレステクニックで対応しています．強度の点から特に臼歯部はステイン法で製作することが多く，最近では陶材焼付金属冠でもプレステクニックを応用しています．

Q. 歯科技工士としてのこれからの展望や夢についてお聞かせください．

　どれだけ高性能な材料や高度な技術が開発されようとも，患者に対する思いがなかったら生きた補綴装置はできないと思っています．一方で，これからは感覚に頼った歯科技工から理論に基づいた歯科技工に進歩しなくてはいけないと思います．「考える歯科技工士」「感じる歯科技工士」でありたいです．

Q. 趣味なども含めて歯科技工士としてのライフワークについて考えていることをお聞かせください．

　一度きりの人生，仕事だけではもったいないと思っています．趣味の音楽，ジョギング，ガーデニング，ドライブ，神社仏閣巡りやカメラ撮影……，やりたいことはたくさんあります．それでも社会のために何かできる自分があってこそ，生きている価値があるように思います．まだまだ歯科技工の仕事を続けていきたいです．

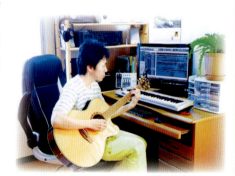

●参考文献●

1) 山本　眞：カラーアトラス　ザ・メタルセラミックス．クインテッセンス出版，東京，1982．
2) 坂　清子：Q＆Aセラモメタルサイエンス．医歯薬出版，東京，1989．
3) Schweiger, M., Holand, W. ほか：ブリッジに応用可能な加圧成形高強度セラミックス（前半）IPS Empress2 登場―加圧成型高強度ガラスセラミックス―．QDT，24（7）：32～38，1999．
4) Mito, WT., Sorensen, JA.：ブリッジに応用可能な加圧成形高強度セラミックス（後半）Empress2 によるブリッジ製作．QDT，24（8）：24～34，1999．
5) 山本尚吾：Beanco e Rosso 第二章　Anteriore(遭遇)．QDT，24（8）：64～71，1999．
6) Witkowski, S：2000年から2001年へ　ヨーロッパにおける加圧成型セラミックスの現状と将来展望．QDT，26（2）：28～55，2001．
7) 吉田明彦：SURFACE TEXTURE ―正確かつ効果的なコミュニケーションのためのシステマティックなアプローチについて―．QDT，27（11）：24～34，2002．
8) 荒光修治，川端利明，古屋亜希：加圧成型タイプ．オールセラミックス"Cergo"の製作法とその臨床．QDT，29（9）：63～71，2004．
9) 荒光修治，川端利明，古屋亜希：新しいプレッサブルオールセラミックシステム"OPC 3G"の特徴と技法および色調再現．QDT，30（3）：60～72，2005．
10) Baltzer, A., Kaufmann-Jinoian, V.：デジタル機器による修復歯のシェードテイキング．QDT，30（3）：15～35，2005．
11) 山崎長郎監修：QDT別冊／システム別にみる　CAD/CAM・オールセラミック修復．クインテッセンス出版，東京，2005．
12) 新谷明喜，西山典宏，西村好美編：歯科技工別冊／オールセラミックス　レストレーション　基礎からわかる材料・技工・臨床．医歯薬出版，東京，2005．
13) 宮﨑　隆，玉置幸道編：歯科技工別冊／臨床で生きる　デンタルマテリアルズ＆テクノロジー．医歯薬出版，東京，2006，148～163．
14) 片岡繁夫：IPS e.max．ZERO，2（2）：88～95，2007．
15) 細川隆司，山下恒彦編：歯科技工別冊／メタルフリーレストレーションとCAD/CAM技工の最前線　インプラント時代のラボワークガイドブック．医歯薬出版，東京，2007．
16) 宮﨑　隆，三浦宏之，木村健二編：歯科技工別冊／設計　操作　臨床　ジルコニアレストレーション．医歯薬出版，東京，2010．
17) 鈴木　淳：Lignt & Shade～The opacity control～プレスセラミックによる変色支台歯へのアプローチ　前編．QDT，37（6）：99～108，2012．
18) 鈴木　淳：Lignt & Shade～The opacity control～プレスセラミックによる変色支台歯へのアプローチ　後編．QDT，37（7）：93～107，2012．
19) 大山儀三，玉置博規編：歯科技工別冊／"誤差"を埋めるクラウンブリッジの臨床・技工　生体と模型に生じるギャップの要因と解消法を理解するために．医歯薬出版，東京，2013．
20) 赤坂政彦：失敗から学ぶ！「e.max」を成功させるためのテクニック　前編　プレスセラミックを理解する．QDT，38（10）：88～109，2013．
21) 赤坂政彦：失敗から学ぶ！「e.max」を成功させるためのテクニック　後編　プレスセラミックを臨床で生かす．QDT，38（11）：96～114，2013．
22) 川村真一：ワンランクアップを目指したセラミックワークの実践　第1回　プレスセラミックスにおけるエラーを防ぐための取り組み．歯科技工，42（1）：46～58，2014．

Author 川端利明

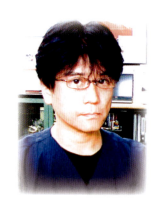

歯科技工士を職業に選んだ理由

　私は子どもの頃から絵を描いたり，プラモデルをつくったり，工作をしたり，ミシンで遊んだりと，体を動かすことよりも手を使って何かをすることが好きでした．

　高校生のとき漠然と「手に職をつけたい」と思っていると，知人が「歯科技工士」という職業があることを教えてくれました．全く未知の世界だったので専門学校のパンフレットをみてみると，「歯科＝医療関係」「技工＝繊細な仕事」「将来性＝独立開業」の3つのキーワードが心に響き，自分のなかで「これしかない」と思うようになりました．そして歯科技工士への道を歩みだしました．

歯科技工士を職業としてよかったこと

　専門学校時代，バリバリ活躍する歯科技工士になるためにはまずは知識を増やすことが必要だと考え，教科書の内容をしっかり吸収することはもちろん，『歯科技工』の定期購読を始めました．また，学校とは別に自宅で毎日，歯型彫刻をやるようにしました．自分の部屋で好きな音楽を聴きながら「やりたくてやる」歯型彫刻はものすごく楽しく，最初は下手でしたが，毎日やっていると少しずつできるようになり，さらにおもしろくなりました．ものづくりの真のおもしろさに目覚めた瞬間でした．

　いまは，歯型彫刻ではなく，口腔内で機能する修復物や補綴装置をつくっていますが，好きなことを，自分のお気に入りの環境のなかで，自分のペースで仕事としてやっていける幸せを日々感じています．

歯科技工士としてのこれからの夢・展望

　これからは歯科技工業界もデジタル化が進み，大きな変革を遂げようとしています．「歯科技工士の高齢化」などもいわれていますが，私にいわせると「熟練者の時代」です．デジタルをはじめ，新しいものに臆することなく取り組み，まだまだ自分自身の「伸びしろ」に期待したいと思います．

　自分自身がこれまで積み上げてきた知識や技術，経験がどのように活かせるのかを見届けるためにも，新しいものを「受け入れる力」をなくさないようにしたいと思っています．

趣味

　新しい材料を扱うにあたりいろいろと調べたり，試してみたり，パソコンで資料をつくったり，講演や発表でいろいろなところに出かけたり，多くの方と話をしたり食事をしたりということが趣味のようなものです．仕事と趣味が重なって境界線をもたないことに心地よさを感じています．

　ほかには，料理も大好きです．食事は健康にも直結しますし，これから長く仕事を続けていくためにも，食事と睡眠をしっかり管理していきたいと思っています．

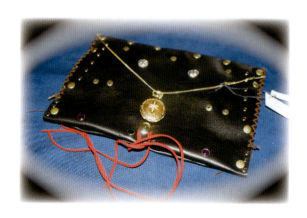
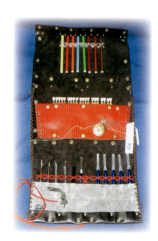

【著者略歴】

川端 利明
(かわばた としあき)

1960年　兵庫県生まれ
1982年　新大阪歯科技工士学校卒業
1985年　東京医科歯科大学歯学部付属歯科技工士学校実習科修了
1989年　有限会社ラジカルスペース設立

【講師・インストラクター活動】

デンツプライ三金「ゴールデンゲートシステム」インストラクター
クラレ「エプリコード」インストラクター
クラレ「エステニアC&B」インストラクター
モリタ　インストラクター
ペントロンジャパン　テクニカルアドバイザー
新大阪歯科技工士専門学校　研修科特別講師
歯科技工研修センター M-TEC基礎実習主任講師
ラジカルプライベートレッスン主宰（東京, 大阪, 仙台）
CAD/CAMチタンセラミック研究会主宰

【講演・発表】

1997年　QDTシンポジウム講演「今, 新たなる風を求めて　高機能白金系合金による審美的パーシャルデンチャーの製作」
2002年　QDTシンポジウム講演　「審美修復における色調再現のスキルアップ法」
2002年　第24回日本歯科技工学会（埼玉）にて発表「高分子複合材料を応用した審美修復」
2004年　第26回日本歯科技工学会（新潟）にて発表「オールセラミックシステム『OPC3G』の技法と色調再現について」
2005年　モリタ技工フェア講演「研磨を極める」
2007年　モリタ技工フェア講演「レジンコアーとは？　その有効性と技工について」

オールセラミックスへの第一歩
プレステクニック実践ガイド　　　ISBN978-4-263-43358-4

2015年3月5日　第1版第1刷発行

著　者　川端　利明
発行者　大畑　秀穂
発行所　医歯薬出版株式会社

〒113-8612　東京都文京区本駒込1-7-10
TEL. (03) 5395-7638（編集）・7630（販売）
FAX. (03) 5395-7639（編集）・7633（販売）
http://www.ishiyaku.co.jp/
郵便振替番号 00190-5-13816

乱丁, 落丁の際はお取り替えいたします　　印刷・木元省美堂／製本・愛千製本所
© Ishiyaku Publishers, Inc., 2015. Printed in Japan

本書の複製権・翻訳権・翻案権・上映権・譲渡権・貸与権・公衆送信権（送信可能化権を含む）・口述権は, 医歯薬出版㈱が保有します.

本書を無断で複製する行為（コピー, スキャン, デジタルデータ化など）は,「私的使用のための複製」などの著作権法上の限られた例外を除き禁じられています. また私的使用に該当する場合であっても, 請負業者等の第三者に依頼し上記の行為を行うことは違法となります.

JCOPY＜㈳出版者著作権管理機構　委託出版物＞
本書を複写される場合は, そのつど事前に㈳出版者著作権管理機構（電話 03-3513-6969, FAX 03-3513-6979, e-mail：info@jcopy.or.jp）の許諾を得てください.

抜去天然歯の咬合面をクリスタルアイを使用してデジタル分析、マッピングを行ってみました。咬合面は平面でなく、咬頭と中心溝ではレンズとの距離にも差があるため正確な側色は難しいですが、参考にしてください。

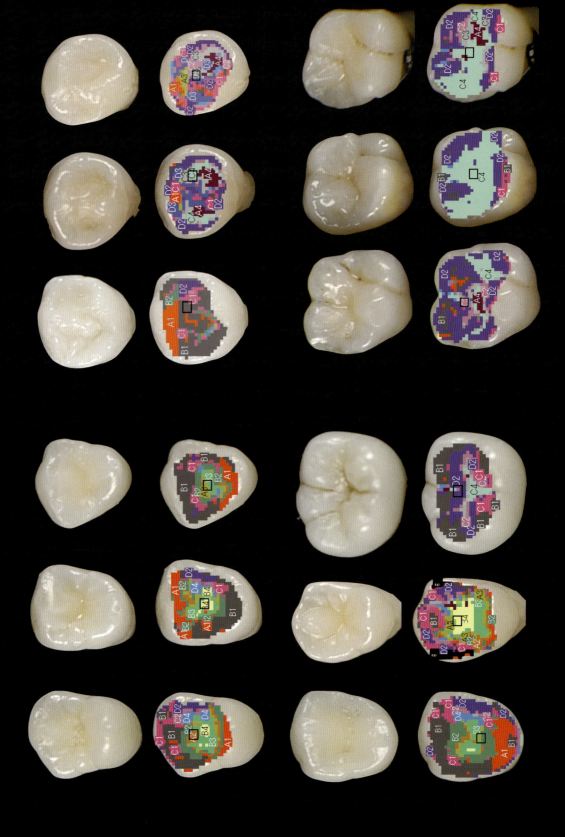